Friggitrice ad Aria:

La guida definitiva per una frittura responsabile, con ricette facili, piatti impeccabili e il segreto delle ricette sane e gustose.

Di Andrea Costa

Sommario

Capitolo 1: Introduzione alla friggitrice ad aria

La storia delle friggitrici ad aria inizia in un contesto di crescente consapevolezza riguardo agli impatti della dieta sulla salute e alla ricerca di alternative più salutari ai metodi di cottura tradizionali. Le friggitrici ad aria, che hanno fatto il loro debutto sul mercato nei primi anni 2010, rappresentano una risposta innovativa a questa domanda, promettendo di mantenere il gusto e la texture dei cibi fritti, ma con un notevole risparmio in termini di olio utilizzato.

Il concetto alla base della friggitrice ad aria è sorprendentemente semplice: un dispositivo che utilizza aria calda circolante per cuocere il cibo, producendo risultati simili alla frittura tradizionale senza necessità di immergere gli alimenti nell'olio. Questo metodo di cottura non solo riduce il contenuto calorico e grasso dei cibi, ma migliora anche la comodità e la sicurezza in cucina, eliminando i rischi legati alla manipolazione dell'olio bollente.

La tecnologia che sta dietro alle friggitrici ad aria è derivata da principi di aerodinamica termica, similmente a quelli utilizzati nei forni a convezione. Tuttavia, ciò che distingue le friggitrici ad aria è l'intensità della circolazione dell'aria e il suo riscaldamento rapido, che assicura che il cibo sia cotto uniformemente su tutti i lati, ottenendo una croccantezza perfetta. Questo processo è facilitato da un ventilatore ad alta velocità e da un elemento riscaldante situato nella parte superiore dell'apparecchio, che insieme generano flussi d'aria calda che avvolgono gli alimenti, simulando l'effetto della frittura.

L'evoluzione delle friggitrici ad aria nel tempo ha visto un affinamento sia nel design che nelle funzionalità. I primi modelli, sebbene rivoluzionari, erano spesso critici per le dimensioni ingombranti e per una certa limitazione nella capacità. Con il passare degli anni, i produttori hanno introdotto sul mercato apparecchi sempre più versatili e adatti alle esigenze di famiglie di diverse dimensioni, migliorando l'efficienza energetica e ampliando le opzioni di cottura. Oltre alla semplice "frittura" ad aria, molti modelli odierni offrono funzionalità aggiuntive come grigliare, arrostire, e perfino cuocere al vapore, trasformando la friggitrice ad aria in un vero e proprio elettrodomestico multifunzione.

Questo sviluppo è andato di pari passo con un crescente interesse per stili di vita più salutari e per la cucina casalinga, spingendo i consumatori a cercare soluzioni pratiche per preparare pasti gustosi senza compromessi sulla salute. La friggitrice ad aria è diventata così simbolo di una nuova era nella cucina domestica, dove efficienza, salute e gusto si fondono in un unico approccio alla preparazione dei pasti.

Passando al punto 1.2, vedremo più nel dettaglio come funziona una friggitrice ad aria, esplorando i principi scientifici che permettono di ottenere piatti croccanti e gustosi senza l'uso eccessivo di olio. Questa comprensione ci aiuterà a cogliere appieno il potenziale di questo strumento rivoluzionario, preparandoci a sfruttarne al meglio le caratteristiche attraverso consigli pratici e ricette innovative che saranno esplorate nei capitoli successivi del libro.

Dopo aver esplorato l'evoluzione e l'importanza delle friggitrici ad aria nel contesto moderno della cucina salutare, ci addentreremo ora nel cuore tecnologico di queste innovative macchine: il loro funzionamento. Capire come una friggitrice ad aria trasforma semplici ingredienti in deliziosi piatti croccanti e gustosi, con una frazione del grasso normalmente utilizzato, è fondamentale per apprezzarne il valore e per sfruttarne appieno le potenzialità.

La magia dietro alla friggitrice ad aria risiede nella sua capacità di distribuire aria calda ad alta velocità attorno al cibo, un processo che imita gli effetti della frittura convenzionale ma senza immergere gli alimenti nell'olio.

Questa tecnica si basa sul principio della convezione, un meccanismo di trasferimento del calore che utilizza il movimento dell'aria per cucinare il cibo in modo uniforme e rapido. Nel cuore dell'apparecchio si trova un elemento riscaldante potente che genera calore, mentre un ventilatore posto strategicamente sopra di esso spinge l'aria calda verso il basso e attorno al cibo, creando un vortice d'aria calda che assicura una cottura omogenea su tutte le superfici.

Il risultato è un cibo esternamente croccante e dorato, con un interno tenero e succoso, proprio come se fosse stato fritto nel modo tradizionale. Tuttavia, poiché l'aria calda circola liberamente all'interno della camera di cottura, il cibo non ha bisogno di essere completamente immerso in olio. Questo non solo riduce significativamente il contenuto calorico e di grassi del piatto finale ma rende anche il processo di cottura più salutare e meno ingombrante, eliminando la necessità di gestire grandi quantità di olio bollente.

Uno degli aspetti più innovativi delle friggitrici ad aria è la loro efficienza energetica. A differenza dei forni tradizionali che richiedono tempi lunghi per raggiungere la temperatura desiderata, le friggitrici ad aria sono in grado di scaldarsi quasi istantaneamente, riducendo i tempi di cottura e il consumo energetico. Questo, unito alla loro capacità di cucinare senza richiedere pre-riscaldamento, le rende uno strumento eccezionalmente veloce ed efficace per la preparazione dei pasti quotidiani.

Le friggitrici ad aria moderni offrono anche una varietà di impostazioni e funzionalità che vanno oltre la semplice "frittura" ad aria. Con controlli di temperatura regolabili e timer, gli utenti possono cuocere, arrostire e persino cuocere al vapore una vasta gamma di cibi, dalla carne e pesce fino a verdure e dolci, tutti con lo stesso apparecchio. Questa versatilità fa della friggitrice ad aria un complemento prezioso per qualsiasi cucina, capace di rispondere a diverse esigenze culinarie con facilità e convenienza.

Avvicinandoci al punto 1.3, approfondiremo i vantaggi dell'uso della friggitrice ad aria rispetto ai metodi di cottura tradizionali. Non solo esploreremo come questo apparecchio possa contribuire a una dieta più sana riducendo l'uso di olio, ma discuteremo anche di come possa migliorare la sicurezza in cucina, semplificare la pulizia e offrire una maggiore comodità nella preparazione dei pasti. Questa comprensione ci guiderà verso una conoscenza più approfondita delle potenzialità della friggitrice ad aria, ponendo le basi per sfruttare al meglio questo strumento rivoluzionario nei capitoli successivi del libro.

Approfondendo l'utilizzo della friggitrice ad aria, ci imbattiamo in una serie di vantaggi che trasformano radicalmente il modo in cui concepiamo la cottura dei cibi fritti. Questi benefici non solo evidenziano le superiorità di questo strumento rispetto ai metodi di cottura tradizionali ma aprono anche nuove prospettive per chi cerca di mantenere una dieta equilibrata senza rinunciare al piacere di cibi croccanti e gustosi.

Uno dei principali vantaggi dell'utilizzo della friggitrice ad aria è la notevole riduzione dell'uso di olio nella cottura. Tradizionalmente, i cibi fritti richiedono grandi quantità di olio, che assorbono durante la cottura, aumentando il contenuto calorico e di grassi. La friggitrice ad aria, invece, utilizza l'aria calda per ottenere risultati simili senza necessità di immergere il cibo nell'olio. Questo significa che è possibile godere della stessa texture croccante e del sapore ricco dei cibi fritti con una frazione del grasso e delle calorie. Questo aspetto è particolarmente attraente per chi segue una dieta ipocalorica o per chiunque desideri ridurre l'apporto di grassi senza sacrificare il gusto.

Oltre agli evidenti benefici per la salute, l'utilizzo della friggitrice ad aria offre anche una maggiore sicurezza in cucina. La frittura tradizionale comporta l'uso di olio bollente, che presenta rischi di ustioni e incendi. La friggitrice ad aria elimina questi pericoli, consentendo una cottura più sicura, specialmente in presenza di bambini. La chiusura ermetica dell'apparecchio riduce anche la dispersione di odori in cucina, mantenendo un ambiente più piacevole e pulito.

La pulizia è un altro aspetto in cui la friggitrice ad aria eccelle rispetto ai metodi convenzionali. La manutenzione dei tradizionali bagni d'olio richiede tempo e può essere disordinata, con residui di cibo e olio da eliminare dopo ogni uso. Al contrario, molti componenti della friggitrice ad aria sono lavabili in lavastoviglie o facilmente pulibili con un panno umido, semplificando notevolmente il processo di pulizia e consentendo di risparmiare tempo e fatica.

Inoltre, la friggitrice ad aria si distingue per la sua versatilità e comodità. Con la capacità di cuocere, arrostire, e persino grigliare, questo strumento si adatta a una vasta gamma di ricette e preferenze alimentari, rendendo superfluo l'uso di molteplici elettrodomestici. La rapidità con cui raggiunge la temperatura desiderata e la brevità dei tempi di cottura rispondono perfettamente alle esigenze di chi cerca soluzioni pratiche e veloci per preparare pasti sani in poco tempo.

Passando al punto 1.4, esploreremo più da vicino i diversi modelli e caratteristiche delle friggitrici ad aria disponibili sul mercato. Questa panoramica ci aiuterà a capire come scegliere l'apparecchio più adatto alle nostre esigenze specifiche, considerando fattori come dimensioni, capacità, funzionalità aggiuntive e efficienza energetica. La scelta giusta può migliorare ulteriormente i vantaggi già significativi dell'uso della friggitrice ad aria, garantendo che ogni pasto sia non solo delizioso e salutare, ma anche preparato nel modo più efficiente e conveniente possibile.

Dopo aver esplorato i vantaggi significativi offerti dall'uso della friggitrice ad aria, ci avviciniamo ora a un aspetto cruciale per chiunque consideri di integrare questo strumento nella propria cucina: la scelta del modello giusto. La varietà di friggitrici ad aria presenti sul mercato può sembrare schiacciante, con differenze in termini di dimensioni, capacità, funzionalità e design. Tuttavia, comprendere i fattori chiave da considerare può semplificare notevolmente questa scelta, assicurando che l'apparecchio scelto risponda perfettamente alle proprie esigenze culinarie e allo stile di vita.

Dimensioni e capacità

Il primo fattore da considerare è lo spazio disponibile nella cucina e il numero di persone per cui si cucina abitualmente. Le friggitrici ad aria variano significativamente in termini di dimensioni e capacità, dai modelli compatti ideali per single o coppie a quelli più grandi adatti a famiglie numerose. Un apparecchio con una capacità di 2-3 litri può essere sufficiente per preparare pasti per una o due persone, mentre le famiglie potrebbero trovare più pratico un modello da 5-6 litri o anche superiore, che consente di cucinare porzioni maggiori in una sola volta.

Funzionalità e controlli
La tecnologia delle friggitrici ad aria ha fatto passi da gigante, offrendo non solo la possibilità di "friggere" con poco o nessun olio, ma anche di arrostire, cuocere e persino grigliare. Alcuni modelli avanzati includono impostazioni pre-programmate per diversi tipi di cibo, facilitando la preparazione di pasti complessi con la semplice pressione di un pulsante. La presenza di controlli digitali touch-screen può offrire una maggiore precisione nelle impostazioni di temperatura

e tempo di cottura, mentre i modelli più semplici con controlli analogici possono essere preferiti da chi apprezza la facilità d'uso e l'immediatezza.

Efficienza energetica e prestazioni
Nella scelta di una friggitrice ad aria, è importante considerare anche l'efficienza energetica e le prestazioni dell'apparecchio. Modelli con elementi riscaldanti più potenti possono riscaldarsi più rapidamente e ridurre i tempi di cottura, ma potrebbero anche avere un maggiore impatto sul consumo energetico. È quindi utile valutare il giusto equilibrio tra potenza e efficienza, tenendo conto delle proprie abitudini di cottura e della frequenza d'uso dell'apparecchio.

Design e materiali
Infine, il design e i materiali di costruzione giocano un ruolo importante non solo nell'estetica dell'apparecchio, ma anche

nella sua durabilità e facilità di pulizia. Modelli con finiture in acciaio inossidabile o materiali antiaderenti possono essere più facili da mantenere puliti e integrarsi meglio con l'arredamento della cucina. Inoltre, alcune friggitrici ad aria offrono caratteristiche aggiuntive come cestelli estraibili lavabili in lavastoviglie, che possono semplificare ulteriormente la manutenzione.

Avanzando verso il punto 1.5, affronteremo i suggerimenti pratici per scegliere la friggitrice ad aria più adatta alle proprie esigenze. Considerare attentamente questi aspetti può fare la differenza nella quotidiana esperienza culinaria, assicurando che l'apparecchio scelto non solo arricchisca la dieta con opzioni più salutari, ma diventi anche un alleato prezioso e versatile nella preparazione dei pasti.

Scegliere la friggitrice ad aria più adatta alle proprie esigenze può sembrare un compito arduo data la varietà di modelli disponibili sul mercato. Tuttavia, seguendo alcuni suggerimenti pratici, è possibile identificare l'apparecchio che meglio si adatta al proprio stile di vita, alle abitudini culinarie e allo spazio disponibile in cucina. Questa scelta consapevole non solo garantisce la massima soddisfazione e utilità dall'investimento ma apre anche la porta a un mondo di possibilità culinarie più salutari e convenienti. Ecco alcuni consigli chiave per orientarsi:

Valutare le proprie esigenze culinarie
Prima di tutto, rifletti sulle tue abitudini in cucina: quanto spesso prevedi di usare la friggitrice ad aria? Quali tipi di piatti desideri preparare? Se prevedi di cucinare principalmente per una o due persone, un

modello più piccolo e compatto potrebbe essere la scelta giusta. Al contrario, se hai intenzione di preparare pasti per una famiglia numerosa o ospitare cene con amici, considera un modello con una capacità maggiore.

Considerare lo spazio disponibile
L'ingombro in cucina è un fattore importante. Assicurati di avere spazio sufficiente per sistemare comodamente la friggitrice ad aria senza che questa intralci il flusso di lavoro o l'accesso ad altri elettrodomestici. Misura lo spazio disponibile e confrontalo con le dimensioni dei modelli che stai considerando.

Confrontare le funzionalità
Le friggitrici ad aria moderni offrono una vasta gamma di funzionalità, dalla semplice frittura ad aria a opzioni più avanzate come la cottura al vapore, l'arrostire e il grigliare. Valuta quali funzioni potrebbero essere più

utili nella tua cucina quotidiana e cerca modelli che le offrano. La presenza di impostazioni pre-programmate per cibi specifici può anche semplificare la preparazione dei pasti.

Leggere recensioni e raccomandazioni
Consultare le recensioni dei consumatori e le valutazioni dei prodotti può offrire preziose informazioni sulla qualità, l'affidabilità e le prestazioni reali di una friggitrice ad aria. Presta attenzione ai commenti su aspetti come la facilità d'uso, la qualità della costruzione e l'efficacia della cottura. Le raccomandazioni di amici e familiari che possiedono una friggitrice ad aria possono anche essere molto utili.

Bilanciare qualità e prezzo
Infine, considera il rapporto qualità-prezzo. Non è necessario orientarsi verso il modello più costoso per garantire una buona esperienza; molti modelli a prezzi medi

offrono eccellenti prestazioni e durabilità. Stabilisci un budget e cerca il miglior valore all'interno di quella fascia di prezzo, tenendo conto delle caratteristiche che sono più importanti per te.

Una volta selezionata la friggitrice ad aria ideale, sarai pronto per iniziare a esplorare le infinite possibilità che questo strumento può offrire. Passando al capitolo successivo, ci addentreremo nella preparazione degli alimenti specificamente per la friggitrice ad aria. Imparerai come ottimizzare le ricette per sfruttare al meglio la tecnologia della friggitrice, garantendo che ogni piatto sia non solo delizioso ma anche preparato in modo salutare. Dal corretto condimento e marinatura degli ingredienti alla scelta delle migliori tecniche di
impanatura, il capitolo 2 aprirà la porta a un mondo di sapori e texture che trasformeranno il modo in cui pensi alla cucina casalinga.

Capitolo 2: Basi della cucina con la friggitrice ad aria

Avendo scelto con cura la friggitrice ad aria che meglio si adatta alle proprie esigenze, è ora il momento di approfondire l'arte della preparazione degli alimenti per ottimizzare i risultati ottenuti con questo straordinario apparecchio. La chiave per sfruttare al massimo le potenzialità della friggitrice ad aria risiede nella corretta preparazione degli ingredienti, un processo che va ben oltre il semplice inserimento del cibo nel cestello. Ecco alcuni consigli fondamentali per preparare al meglio gli alimenti, garantendo che ogni piatto emerga croccante, saporito e salutare.

Selezione degli ingredienti
La scelta degli ingredienti gioca un ruolo cruciale nel successo delle ricette preparate con la friggitrice ad aria. Opta per prodotti freschi e di alta qualità, poiché la friggitrice ad aria esalta i sapori naturali degli alimenti. Verdure, carni, pesce e persino frutta possono essere trasformati in piatti deliziosi con la giusta preparazione.

Taglio uniforme
Per assicurare una cottura uniforme, è importante tagliare gli alimenti in pezzi di dimensione simile. Che si tratti di verdure,

patate o pezzi di carne, un taglio omogeneo permette all'aria calda di circolare efficacemente attorno al cibo, garantendo che ogni pezzo venga cotto in modo uniforme e raggiunga la perfetta consistenza desiderata.

Uso dell'olio

Anche se la friggitrice ad aria è famosa per ridurre l'uso dell'olio, un leggero spruzzo o pennellata di olio può fare la differenza nel risultato finale, conferendo ai piatti quella irresistibile croccantezza esterna mantenendo l'interno succoso e saporito. Scegli oli con un alto punto di fumo, come l'olio di avocado o di canola, per risultati ottimali e per evitare il fumo durante la cottura.

Pre-riscaldamento

Anche se non sempre necessario, il pre-riscaldamento della friggitrice ad aria per alcuni minuti può migliorare la consistenza dei cibi, specialmente quando si cucinano carni o si desidera una crosta particolarmente croccante. Questo passaggio simula il processo di una frittura tradizionale, dove l'olio caldo inizia immediatamente a cuocere e sigillare l'esterno del cibo.

Evitare il sovraffollamento
Per massimizzare la circolazione dell'aria calda, è essenziale non sovraffollare il cestello della friggitrice ad aria. Disporre gli alimenti in un singolo strato, lasciando un po' di spazio tra un pezzo e l'altro, assicura che l'aria calda possa fluire liberamente, garantendo una cottura uniforme e una croccantezza perfetta.

Mantenendo questi principi in mente, si può approcciare con fiducia alla vasta gamma di ricette e tecniche adatte alla friggitrice ad aria. Nel prossimo punto, 2.2, ci concentreremo sugli aspetti tecnici come le impostazioni di temperatura e i tempi di cottura, elementi fondamentali per padroneggiare la cottura con la friggitrice ad aria. Imparare a regolare questi parametri in base al tipo di alimento che si sta cucinando è cruciale per ottenere risultati impeccabili, trasformando semplici ingredienti in creazioni culinarie memorabili.

Una volta che gli ingredienti sono stati preparati con cura, seguendo le linee guida del punto 2.1, il passo successivo per assicurare il successo culinario con la friggitrice ad aria riguarda l'ottimizzazione delle impostazioni di temperatura e dei tempi di cottura. Questi due fattori sono essenziali per trasformare i semplici ingredienti in piatti deliziosi e sono determinanti per la riuscita di ogni ricetta. Comprendere come gestirli permetterà di adattarsi a una vasta gamma di alimenti, garantendo risultati sempre ottimali.

La scienza della temperatura
La temperatura giusta è fondamentale quando si utilizza la friggitrice ad aria. Diversi tipi di alimenti richiedono diverse impostazioni di temperatura per raggiungere la consistenza e la cottura desiderate. Ad esempio, mentre le verdure possono trarre vantaggio da temperature più elevate per ottenere quella deliziosa croccantezza esterna, carni delicate come il pollo o il pesce potrebbero necessitare di temperature più basse per garantire che rimangano succose e tenere all'interno senza bruciare esternamente.

I tempi di cottura

I tempi di cottura variano significativamente in base al tipo di alimento, alle sue dimensioni e alla temperatura selezionata. Un aspetto unico della cottura con la friggitrice ad aria è la rapidità con cui può cuocere, grazie alla sua capacità di circolare aria calda in modo efficiente. Questo significa che, rispetto ai metodi di cottura tradizionali, i tempi possono essere notevolmente ridotti. Tuttavia, è cruciale evitare di cuocere troppo gli alimenti, il che potrebbe portare a risultati secchi o bruciati. Sperimentare e fare riferimento a guide e ricette specifiche per la friggitrice ad aria può aiutare a determinare i tempi di cottura ideali.

Monitorare la cottura
A differenza di altri metodi di cottura dove si può impostare il timer e dimenticarsi dell'alimento fino al suo completamento, la friggitrice ad aria beneficia di una supervisione occasionale. Controllare

periodicamente gli alimenti e scuoterli o girarli può promuovere una cottura più uniforme, specialmente per cibi che tendono ad ammassarsi o per porzioni più grandi che potrebbero non cuocere uniformemente da tutti i lati.

Regolazioni e adattamenti
Una delle bellezze della friggitrice ad aria è la sua flessibilità. Se durante la cottura scopri che un alimento si sta dorando troppo rapidamente o non sta cuocendo abbastanza velocemente, puoi facilmente regolare la temperatura o il tempo rimanente. Questa capacità di adattamento permette di affinare le tecniche di cottura per ogni ricetta, assicurando che ogni pasto sia esattamente come lo desideri.

Applicare la conoscenza
Dotati della comprensione delle temperature e dei tempi di cottura, i cuochi possono ora avventurarsi con fiducia in una varietà di

ricette, sperimentando e personalizzando i piatti secondo i propri gusti. Il prossimo passo, il punto 2.3, si concentrerà sulle tecniche specifiche per ottenere la massima croccantezza, un aspetto che molti ricercano nelle loro preparazioni con la friggitrice ad aria. Saranno esplorate strategie per massimizzare la superficie croccante degli alimenti, garantendo che ogni boccone sia soddisfacente e delizioso, sfruttando al meglio le capacità uniche della friggitrice ad aria.

Dopo aver affinato le impostazioni di temperatura e i tempi di cottura per adattarli perfettamente al tipo di alimento che stiamo preparando con la friggitrice ad aria, passiamo ora a una delle questioni più gratificanti nell'uso di questo apparecchio: massimizzare la croccantezza. Ottenere quella texture perfettamente croccante può trasformare un semplice piatto in un'esperienza culinaria eccezionale. Vediamo allora come sfruttare al massimo la tecnologia della friggitrice ad aria per esaltare la texture dei nostri piatti.

Preparazione degli Alimenti

La preparazione è fondamentale per ottenere risultati croccanti. Gli alimenti devono essere asciugati accuratamente prima della cottura. L'umidità residua può impedire che la superficie degli alimenti diventi croccante come desiderato. Per esempio, dopo aver lavato verdure o patate, assicurati di asciugarle completamente con carta da cucina. Nel caso di alimenti congelati, rimuovere il ghiaccio superficiale può fare una grande differenza.

Uso Corretto dell'Olio

Sebbene la friggitrice ad aria riduca notevolmente la necessità di olio, un leggero rivestimento può aiutare a migliorare la croccantezza. Utilizzare uno spray da cucina o un pennello da cucina per applicare un sottile strato di olio su tutta la superficie degli alimenti. Questo non solo contribuisce a ottenere una doratura uniforme, ma aiuta anche il calore a distribuirsi meglio, rendendo l'esterno del cibo meravigliosamente croccante.

Tecniche di Impanatura

La panatura può aggiungere un ulteriore livello di croccantezza agli alimenti cucinati nella friggitrice ad aria. Che si tratti di un semplice rivestimento di farina, di un passaggio nell'uovo battuto seguito da pangrattato, o di una combinazione di spezie e farine a basso contenuto di carboidrati per chi segue diete specifiche, la panatura può trasformare la texture esterna dei piatti. È importante, tuttavia, non sovraccaricare gli alimenti con troppa panatura, che potrebbe diventare umida e impedire che diventi croccante.

Evitare il Sovraffollamento
Come già menzionato, è cruciale evitare di riempire troppo il cestello della friggitrice ad aria. Assicurati che gli alimenti non si sovrappongano e che ci sia abbastanza spazio tra di loro per permettere all'aria calda di circolare liberamente. Questo non solo assicura una cottura uniforme, ma è essenziale per ottenere quell'effetto croccante su ogni pezzo di cibo.

Scuotere o Girare gli Alimenti
Durante la cottura, è consigliabile scuotere il cestello o girare gli alimenti almeno una volta, per garantire che ogni lato venga esposto uniformemente al flusso d'aria calda. Questo passaggio è particolarmente importante per cibi più piccoli come patatine

fritte, pezzi di verdura, o ali di pollo, dove una cottura uniforme è fondamentale per la croccantezza finale.

Conclusione

Mettendo in pratica questi consigli, è possibile sfruttare al massimo la friggitrice ad aria per ottenere piatti con una texture perfettamente croccante che soddisfi i palati più esigenti. Il passaggio successivo, punto 2.4, ci porterà a esplorare come gestire lo spazio nel cestello della friggitrice ad aria. Impareremo a organizzare gli alimenti per massimizzare la loro esposizione all'aria calda, migliorando ulteriormente la qualità della cottura e assicurando che ogni boccone sia delizioso quanto l'ultimo.

Dopo aver perfezionato la tecnica per ottenere alimenti incredibilmente croccanti con la friggitrice ad aria, il prossimo tassello del puzzle culinario riguarda la gestione efficace dello spazio nel cestello. Questo aspetto è cruciale per garantire che ogni pezzo di cibo riceva una quantità ottimale di flusso d'aria calda, essenziale per una cottura uniforme e risultati impeccabili. Vediamo, quindi, come massimizzare l'efficienza dello spazio disponibile nella friggitrice ad aria, affrontando strategie che assicureranno che ogni piatto venga cucinato alla perfezione.

Pianificazione della Disposizione degli Alimenti

La chiave per una cottura uniforme nella friggitrice ad aria è garantire che l'aria calda possa circolare liberamente attorno a ogni pezzo di cibo. Quando disponi gli alimenti nel cestello, lascia sempre un po' di spazio tra un pezzo e l'altro. Questo non solo aiuta a cuocere il cibo uniformemente ma contribuisce anche a ottenere quella desiderata esterna croccante. Pianifica la disposizione in base alle dimensioni e alla forma degli alimenti, cercando di creare un singolo strato senza sovrapposizioni.

Uso di Accessori Compatibili

Per ottimizzare lo spazio nel cestello, si possono considerare accessori compatibili con la friggitrice ad aria, come i separatori o i vassoi aggiuntivi che permettono di cucinare diversi tipi di alimenti simultaneamente senza mescolarli. Questo non solo aumenta la varietà di cibi che puoi preparare in una sola sessione di cottura ma garantisce anche che ogni tipo di alimento riceva l'attenzione specifica di cui ha bisogno in termini di flusso d'aria e temperatura.

Regolazione delle Quantità

Se stai cucinando per un numero maggiore di persone e hai bisogno di preparare grandi quantità di cibo, potrebbe essere tentante riempire il cestello al massimo. Tuttavia, questo può compromettere la qualità della cottura. Invece di sovraccaricare il cestello, considera la possibilità di cuocere in lotti. Anche se ciò potrebbe richiedere più tempo, il risultato finale sarà molto più soddisfacente, con ogni pezzo di cibo ben cotto e croccante.

Sperimentazione e Adattamento
Ogni friggitrice ad aria è leggermente diversa, e lo stesso vale per i cibi che cucini. Non aver paura di sperimentare con la disposizione degli alimenti e la quantità che inserisci nel cestello per trovare ciò che funziona meglio per il tuo specifico modello e per i piatti che ami preparare. Mantenere un diario di cottura o prendere appunti sulle tue scoperte può aiutarti a ricordare quali configurazioni offrono i migliori risultati.

Pulizia e Manutenzione
Infine, mantenere pulita la friggitrice ad aria è fondamentale non solo per ragioni igieniche ma anche per assicurare una circolazione ottimale dell'aria. Un cestello o

un elemento riscaldante ostruito da residui di cibo può impedire all'aria di fluire liberamente, influenzando negativamente la cottura. Pulire regolarmente l'apparecchio secondo le indicazioni del produttore garantirà che lo spazio all'interno del cestello sia sempre ottimizzato per una cottura efficace.

Con questi consigli per gestire efficacemente lo spazio nel cestello della friggitrice ad aria, sei ben attrezzato per affrontare una vasta gamma di ricette, assicurandoti che ogni piatto emerga perfettamente cucinato. Procedendo al punto successivo, 2.5, ci concentreremo sulla pulizia e manutenzione della tua friggitrice ad aria, un aspetto fondamentale per mantenere l'apparecchio in condizioni ottimali e garantire che continui a produrre risultati eccezionali nel tempo.

Mantenere la friggitrice ad aria pulita e ben mantenuta è essenziale non solo per prolungare la vita dell'apparecchio, ma anche per assicurarsi che continui a produrre alimenti sani e deliziosi con la massima efficienza. Una corretta pulizia e manutenzione prevengono la contaminazione incrociata dei sapori, l'accumulo di residui di cibo e la formazione di fumi potenzialmente nocivi durante la cottura. Ecco alcuni passaggi chiave e consigli pratici per la pulizia e la manutenzione della tua friggitrice ad aria, che assicureranno che rimanga in condizioni ottimali.

Pulizia dopo ogni uso
La regola d'oro per mantenere la friggitrice ad aria in ottime condizioni è pulirla dopo ogni utilizzo. Anche se può sembrare un

compito noioso, la regolarità nella pulizia impedisce l'accumulo di grasso e residui di cibo, che possono diventare difficili da rimuovere se lasciati indurire nel tempo. Svuotare il cestello da eventuali residui di cibo e pulire l'interno dell'apparecchio con un panno umido o una spugna non abrasiva può fare molto per mantenere la friggitrice ad aria pulita e pronta per il prossimo utilizzo.

Uso di prodotti di pulizia adeguati
È importante utilizzare i prodotti di pulizia giusti per non danneggiare le superfici interne ed esterne della friggitrice ad aria. Evita l'uso di detergenti aggressivi o spugne abrasive che potrebbero graffiare o danneggiare il rivestimento antiaderente del cestello e dell'interno della friggitrice. Solitamente, acqua calda sapone sono sufficienti per rimuovere efficacemente i residui di cibo e il grasso. Per le macchie ostinate, lasciare in ammollo le parti

rimovibili in acqua calda e sapone può aiutare a scioglierle, facilitando la pulizia.

Pulizia delle parti rimovibili

La maggior parte delle friggitrici ad aria è dotata di componenti facilmente rimovibili, come il cestello e il vassoio di raccolta del grasso, che possono essere lavati separatamente. Queste parti sono spesso lavabili in lavastoviglie, il che rende la pulizia ancora più semplice. Tuttavia, controlla sempre il manuale dell'utente per le istruzioni specifiche del produttore riguardo la lavabilità in lavastoviglie delle componenti.

Asciugatura accurata

Dopo la pulizia, è fondamentale asciugare completamente tutte le parti della friggitrice ad aria prima di rimontarle e riporle. L'umidità residua può favorire la formazione di muffe o ruggine, compromettendo la sicurezza e l'efficienza dell'apparecchio. Un asciugamano pulito o un panno in microfibra possono essere utilizzati per assicurare che ogni componente sia completamente asciutto.

Controlli regolari e manutenzione

Oltre alla pulizia regolare, effettua controlli periodici dell'apparecchio per identificare eventuali segni di usura o danni, come cavi elettrici logori o elementi riscaldanti difettosi. Mantenere la friggitrice ad aria in buone condizioni di lavoro non solo garantisce la sicurezza ma anche le migliori prestazioni di cottura.

Seguendo questi passaggi per la pulizia e la manutenzione, la tua friggitrice ad aria resterà un affidabile alleato in cucina, pronto ad assisterti nella preparazione di piatti sani e deliziosi per molti anni. Proseguendo verso il capitolo successivo, ci concentreremo sui benefici per la salute derivanti dall'uso della friggitrice ad aria, esplorando come questo strumento possa contribuire a una dieta equilibrata e a uno stile di vita più salutare, iniziando dal punto 3.1.

Capitolo 3: Benefici per la salute dell'utilizzo della friggitrice ad aria

Nell'ambito della cucina moderna, l'attenzione verso una dieta equilibrata e uno stile di vita salutare non è mai stata così alta. La friggitrice ad aria emerge come uno strumento rivoluzionario in questo contesto, offrendo un modo per godere dei piaceri della frittura senza i rischi per la salute associati all'uso eccessivo di olio. Il punto 3.1 del nostro libro si concentra sui benefici per la salute derivanti dall'uso della friggitrice ad aria, esaminando come questo apparecchio possa contribuire a un'alimentazione più sana mantenendo il gusto e la soddisfazione dei piatti preparati.

Riduzione del Contenuto di Grassi e Calorie

Uno dei vantaggi più significativi dell'utilizzo della friggitrice ad aria è la drastica riduzione dell'olio necessario per cucinare. Mentre la frittura tradizionale richiede che gli alimenti siano completamente immersi in olio, la friggitrice ad aria utilizza l'aria calda per ottenere una texture simile con una frazione minima dell'olio. Questa riduzione dell'uso di olio non solo diminuisce il contenuto calorico dei piatti ma riduce anche l'apporto di grassi, in particolare di grassi saturi e trans, noti per il loro impatto negativo sulla salute cardiovascolare.

Conservazione dei Nutrienti
La cottura ad alte temperature può degradare alcuni nutrienti sensibili al calore, come le vitamine e gli antiossidanti. Tuttavia, la friggitrice ad aria, cucinando a temperature controllate e in tempi relativamente brevi, può aiutare a

preservare meglio questi nutrienti rispetto ai metodi di cottura tradizionali. Inoltre, riducendo la necessità di olio, gli alimenti non assorbono grassi aggiuntivi, mantenendo il loro profilo nutrizionale originale più intatto.

Promozione di Scelte Alimentari Salutari
L'introduzione della friggitrice ad aria in cucina può incentivare la sperimentazione con una gamma più ampia di verdure e proteine magre, esplorando nuovi modi per renderli appetibili senza ricorrere a metodi di cottura ricchi di grassi. Questo strumento rende più semplice e conveniente preparare pasti completi e nutrienti, promuovendo scelte alimentari salutari e variate.

Riduzione del Rischio di Tossine
La cottura ad alte temperature, in particolare la frittura, può portare alla formazione di composti potenzialmente nocivi come l'acrilammide, associata a un aumentato

rischio di cancro e altre malattie. Utilizzando meno olio e controllando meglio la temperatura di cottura, la friggitrice ad aria può aiutare a ridurre la formazione di queste sostanze, contribuendo a una dieta più sicura.

Impatto sulla Salute a Lungo Termine
Adottando la friggitrice ad aria come strumento quotidiano per la preparazione dei pasti, è possibile ottenere benefici per la salute a lungo termine. La riduzione dell'apporto di grassi e calorie, unita alla conservazione dei nutrienti e alla riduzione dell'esposizione a sostanze tossiche, può contribuire significativamente alla prevenzione di malattie croniche, migliorando la qualità della vita.

In conclusione, l'uso della friggitrice ad aria offre una via innovativa per bilanciare il desiderio di piatti gustosi con la necessità di una dieta salutare. Proseguendo verso il punto 3.2, esploreremo ulteriormente come la friggitrice ad aria si inserisce in uno stile di vita attivo, offrendo soluzioni pratiche per la preparazione di pasti che supportano il benessere fisico senza sacrificare il sapore o la soddisfazione culinaria.

L'integrazione della friggitrice ad aria in uno stile di vita attivo e dinamico rappresenta non solo un passo avanti nell'ottimizzazione del tempo e delle risorse culinarie ma contribuisce anche significativamente al mantenimento di una dieta equilibrata che supporta l'attività fisica e il benessere generale. Esplorando il punto 3.2, ci focalizzeremo su come questo versatile strumento possa essere sfruttato per preparare pasti che alimentano il corpo in modo efficace, sostenendo così uno stile di vita energico e salute ottimale.

Facilità di Preparazione e Risparmio di Tempo

In un mondo dove il tempo è prezioso, la friggitrice ad aria emerge come un eroe quotidiano, permettendo la preparazione di pasti sani in una frazione del tempo richiesto dai metodi tradizionali. Per chi si dedica regolarmente all'attività fisica, la capacità di preparare rapidamente pasti nutrienti e ricchi di energia è fondamentale. La friggitrice ad aria si adatta perfettamente a questo bisogno, offrendo la possibilità di cucinare ingredienti come petti di pollo, pesce, tofu e una vasta gamma di verdure in modo rapido ed efficiente, garantendo che il nutrimento necessario sia sempre a portata di mano.

Supporto alla Varietà Dietetica

Un'alimentazione varia è essenziale per garantire l'assunzione di tutti i nutrienti necessari al sostegno di un corpo attivo. La friggitrice ad aria facilita l'esplorazione di una vasta gamma di ingredienti, incoraggiando la sperimentazione con diverse fonti di proteine magre, carboidrati complessi e grassi salutari. Grazie alla sua versatilità, permette di sperimentare con varie tecniche di cottura - dalla grigliata alla cottura al vapore - che possono arricchire il repertorio culinario e nutrizionale di chiunque, rendendo ogni pasto un'opportunità per nutrire il corpo in modo bilanciato e delizioso.

Alimentazione Pre e Post-Allenamento
La friggitrice ad aria si rivela particolarmente utile nella preparazione di pasti pre e post-allenamento ottimizzati. Alimenti che forniscono un'adeguata carica energetica

prima dell'esercizio o che favoriscono il recupero muscolare dopo possono essere preparati facilmente. Ad esempio, patate dolci o quinoa per un rilascio energetico sostenuto prima dell'allenamento, o salmone ricco di Omega-3 e verdure a foglia verde per il recupero, possono essere cucinati rapidamente, mantenendo integrità nutrizionale e gusto.

Promozione di Abitudini Alimentari Salutari
Adottare l'uso della friggitrice ad aria promuove abitudini alimentari salutari che si allineano perfettamente con uno stile di vita attivo. Riducendo la tentazione di ricorrere al cibo da asporto o a opzioni di fast food meno salutari quando si è stretti con i tempi, incoraggia invece la preparazione di pasti fatti in casa che sono sia nutrienti che soddisfacenti. Questo cambio di paradigma nella preparazione dei pasti può avere un impatto significativo sul benessere generale,

sulla gestione del peso e sulla salute a lungo termine.

Sostenibilità e Benessere

Infine, l'utilizzo della friggitrice ad aria si inserisce in un contesto più ampio di sostenibilità e benessere, riducendo il consumo energetico e minimizzando gli sprechi di cibo. Preparare porzioni precise per le esigenze individuali o familiari diventa semplice, supportando uno stile di vita attivo non solo dal punto di vista fisico ma anche ambientale.

Procedendo verso il punto 3.3, approfondiremo come l'impiego della friggitrice ad aria possa avere un impatto positivo sulla riduzione del colesterolo e sul miglioramento della salute cardiovascolare, evidenziando ulteriormente il ruolo cruciale che questo strumento può svolgere nel sostenere uno stile di vita salubre e attivo.

L'adozione della friggitrice ad aria come strumento culinario quotidiano non solo facilita la preparazione di pasti rapidi e salutari ma gioca anche un ruolo significativo nel controllo e nella riduzione del colesterolo, un fattore chiave per la salute cardiovascolare. Esaminando il punto 3.3, ci immergiamo nell'impatto che una dieta meno ricca di grassi saturi e trans, tipicamente associati alla frittura tradizionale, può avere sulla nostra salute generale, in particolare sulla salute del cuore.

Riduzione dell'Uso di Oli Saturi e Trans
La friggitrice ad aria permette di cucinare con una minima quantità di olio, o addirittura senza, riducendo notevolmente l'assunzione di grassi saturi e trans presenti in molti oli e grassi utilizzati nella frittura convenzionale. Questi tipi di grassi sono noti per aumentare i livelli di colesterolo LDL

("cattivo") nel sangue, contribuendo alla formazione di placche nelle arterie che possono portare a malattie cardiache. Utilizzando la friggitrice ad aria, si può significativamente diminuire il rischio di sviluppare queste condizioni, optando per una cottura che mantiene il sapore e la texture desiderati senza compromettere la salute cardiovascolare.

Promozione di Grassi Salutari
Parallelamente alla riduzione dei grassi dannosi, la friggitrice ad aria incoraggia l'uso di grassi più salutari, come quelli monoinsaturi e polinsaturi, trovati nell'olio d'oliva, di avocado e nei pesci grassi. Questi tipi di grassi hanno effetti benefici sul cuore, come l'aumento del colesterolo HDL ("buono") e la riduzione dell'infiammazione. La capacità di cucinare con una piccola quantità di questi oli salutari, preservando il gusto e migliorando la texture degli alimenti, rende la friggitrice ad aria uno strumento

prezioso per chi cerca di migliorare la propria dieta mantenendo o migliorando la salute cardiovascolare.

Effetti sulla Pressione Sanguigna e Riduzione dell'Infiammazione

La cottura con la friggitrice ad aria può anche avere un impatto positivo sulla pressione sanguigna e sui livelli di infiammazione. Gli alimenti fritti nel modo tradizionale possono contribuire all'ipertensione e all'infiammazione a causa dell'alto contenuto di grassi e sale. Invece, la preparazione di pasti con la friggitrice ad aria, che richiede meno olio e permette di controllare facilmente l'aggiunta di sale, può aiutare a gestire o ridurre questi rischi per la salute.

Sostenibilità di Uno Stile di Vita Salutare

L'uso della friggitrice ad aria si adatta perfettamente a uno stile di vita attivo e consapevole, supportando non solo la salute fisica ma anche la salute ambientale. La riduzione del consumo di olio non solo beneficia il nostro corpo ma riduce anche l'impatto ambientale associato alla produzione e allo smaltimento degli oli usati. Inoltre, la friggitrice ad aria consuma generalmente meno energia rispetto ai forni tradizionali, contribuendo ulteriormente alla sostenibilità delle nostre scelte culinarie.

Proseguendo verso il punto 3.4, esploreremo come la friggitrice ad aria si integri in diete specifiche, come quelle senza glutine o a basso contenuto di carboidrati, dimostrando la sua versatilità non solo come strumento per migliorare la salute cardiovascolare ma come alleato fondamentale per diverse esigenze alimentari e stili di vita.

Nel contesto di una crescente attenzione verso regimi alimentari personalizzati, come diete senza glutine, a basso contenuto di carboidrati o keto, la friggitrice ad aria si rivela un prezioso alleato culinario. Esaminando il punto 3.4, ci focalizziamo su come questo strumento versatile supporti l'aderenza a tali diete, facilitando la preparazione di pasti gustosi che rispettano restrizioni alimentari specifiche, promuovendo al contempo una sana alimentazione e un benessere generale.

Adattabilità alle Diete Senza Glutine
Per chi segue una dieta senza glutine, sia per necessità mediche come la celiachia sia per scelta personale, trovare metodi di cottura che non compromettano sapore e texture può essere una sfida. La friggitrice ad aria emerge come una soluzione efficace, permettendo di preparare una vasta gamma di piatti senza glutine, da verdure croccanti a pollo impanato con alternative senza glutine,

come farina di mandorle o pangrattato di cocco. Questo strumento consente di esplorare nuove ricette e di godere di cibi croccanti e soddisfacenti senza il rischio di contaminazione crociata spesso presente nelle cucine tradizionali.

Supporto alle Diete a Basso Contenuto di Carboidrati e Keto

Le diete a basso contenuto di carboidrati e ketogeniche si concentrano sulla riduzione dell'assunzione di zuccheri e carboidrati, favorendo invece grassi e proteine come principali fonti di energia. La friggitrice ad aria si adatta perfettamente a queste esigenze dietetiche, offrendo un modo per preparare piatti ricchi di nutrienti senza aggiungere carboidrati inutili. Ad esempio, è possibile creare chips di verdure a basso contenuto di carboidrati, pizze con base di formaggio o carne e pesce ricchi di grassi buoni, tutti piatti che si allineano con i principi di queste diete, mantenendo il piacere del cibo croccante e gustoso.

Mantenimento del Gusto e della Soddisfazione

Un vantaggio significativo dell'uso della friggitrice ad aria nelle diete specializzate è la capacità di mantenere il gusto e la soddisfazione dei pasti. Spesso, le restrizioni alimentari possono portare a una sensazione di privazione o alla monotonia culinaria. Tuttavia, la friggitrice ad aria, grazie alla sua versatilità e alla capacità di migliorare la texture dei cibi, permette di reinventare i piatti tradizionali in chiave salutare, senza sacrificare il gusto.

Facilità di Preparazione e Creatività

La semplicità d'uso della friggitrice ad aria incoraggia la creatività in cucina, rendendo più accessibile l'esperimento con ingredienti alternativi compatibili con diete specifiche. La possibilità di preparare rapidamente e con facilità pasti diversificati aiuta a mantenere l'interesse verso la dieta seguita, aumentando le probabilità di aderenza a lungo termine. Inoltre, la friggitrice ad aria può ispirare la scoperta di nuovi alimenti e combinazioni, arricchendo l'esperienza alimentare quotidiana.

Contributo alla Salute Generale
Integrare la friggitrice ad aria in diete specifiche non solo facilita l'adesione a regimi alimentari particolari ma contribuisce anche alla salute generale. Riducendo la necessità di oli e grassi e promuovendo l'uso di ingredienti freschi e nutrienti, questo strumento supporta uno stile di vita orientato al benessere, alla riduzione del rischio di malattie croniche e al miglioramento della qualità della vita.

Proseguendo verso il punto 3.5, esamineremo come la friggitrice ad aria, attraverso la preparazione di pasti sani e il supporto a diete specializzate, possa effettivamente contribuire alla riduzione dello spreco alimentare, dimostrando ancora una volta la sua versatilità e il suo valore in una cucina moderna e consapevole.

Il punto 3.5 del nostro libro esplora un aspetto cruciale della sostenibilità in cucina: la riduzione dello spreco alimentare. In un mondo dove il consumo consapevole diventa sempre più importante, la friggitrice ad aria si rivela uno strumento versatile per affrontare questo problema, contribuendo a un approccio più sostenibile alla preparazione dei pasti. Vediamo come l'utilizzo di questa tecnologia possa aiutare a minimizzare gli sprechi, promuovendo al contempo una dieta salutare e rispettosa dell'ambiente.

Sfruttamento Ottimale degli Alimenti

La friggitrice ad aria permette di cucinare porzioni precise, riducendo la tentazione di preparare cibo in eccesso che potrebbe non essere consumato. Questo approccio aiuta a pianificare i pasti più accuratamente, assicurando che ogni ingrediente acquistato venga utilizzato in modo efficiente. Inoltre, la capacità di trasformare ingredienti semplici in piatti deliziosi e soddisfacenti incoraggia l'utilizzo di tutto ciò che si ha a disposizione, compresi frutta e verdura che potrebbero essere altrimenti trascurati.

Valorizzazione degli Avanzi

La friggitrice ad aria si presta perfettamente alla rivitalizzazione degli avanzi. Alimenti che potrebbero perdere appeal dopo essere stati conservati in frigorifero possono essere rapidamente rinnovati, recuperando croccantezza e sapore con pochi minuti di cottura. Questo non solo migliora l'esperienza culinaria ma assicura anche che meno cibo finisca inutilizzato. La trasformazione di avanzi in nuovi piatti appetitosi diventa un gioco da ragazzi, incoraggiando una cultura di cucina zero sprechi.

Cottura Selettiva e Flessibilità
La friggitrice ad aria offre una flessibilità ineguagliabile nella preparazione dei pasti, consentendo di cucinare esattamente la quantità di cibo necessaria. Questa caratteristica è particolarmente utile per chi vive da solo o per le famiglie che cercano di gestire porzioni specifiche, riducendo il rischio di preparare più cibo di quanto possa

essere consumato. La capacità di adattare facilmente le quantità aiuta a prevenire lo spreco alimentare fin dalla fase di pianificazione del pasto.

Conservazione della Freschezza

L'efficacia della friggitrice ad aria nel cucinare rapidamente e in modo uniforme aiuta a preservare la freschezza e le qualità nutrizionali degli alimenti. Ciò significa che anche prodotti vicini alla fine della loro vita utile possono essere trasformati in piatti gustosi, riducendo la necessità di scartarli. Questa tecnica di cottura estende indirettamente la durata di frutta e verdura, consentendo di sfruttare al meglio le risorse disponibili.

Educazione alla Sostenibilità

Infine, l'uso della friggitrice ad aria può fungere da strumento educativo per promuovere pratiche di cucina sostenibili all'interno della famiglia. Mostrando come sia possibile cucinare in modo delizioso e senza sprechi, si incoraggiano abitudini che possono avere un impatto significativo sulla riduzione dell'impronta ecologica personale e familiare. Questo approccio alla cucina può ispirare a prendere decisioni più consapevoli non solo riguardo a cosa si mangia, ma anche a come si preparano e si consumano gli alimenti.

Proseguendo verso il capitolo successivo, ci dedicheremo ad esplorare una vasta gamma di antipasti e snack che possono essere creati con la friggitrice ad aria. Il punto 4.1 aprirà le porte a ricette innovative e consigli pratici per iniziare ogni pasto con un tocco di creatività e sapore, dimostrando ulteriormente la versatilità e il valore di questo strumento nella cucina moderna sostenibile.

Capitolo 4: Antipasti e snack

Nel viaggio alla scoperta delle infinite possibilità offerte dalla friggitrice ad aria, il capitolo sui antipasti e snack rivela come questo strumento possa trasformare ingredienti semplici in stuzzichini irresistibili, apportando un tocco di novità e gusto ai momenti conviviali o alle pause quotidiane. Il punto 4.1 del nostro libro si immerge nel mondo degli antipasti e degli snack, presentando idee creative e suggerimenti pratici per sfruttare al massimo la friggitrice ad aria, rendendo ogni inizio di pasto o snack un'esperienza culinaria memorabile.

Antipasti Veloci e Saporiti

Gli antipasti preparati nella friggitrice ad aria
non sono solo incredibilmente veloci da
realizzare ma offrono anche una varietà di
sapori e texture che possono soddisfare ogni
palato. Si possono sperimentare ricette che
vanno dalle classiche ali di pollo croccanti,
marinate con spezie esotiche o glassate con
salse innovative, a verdure impanate o
involtini primavera fatti in casa, tutti cotti
alla perfezione in tempi brevi. Questi
antipasti non solo stimolano l'appetito ma
introducono i commensali a un viaggio di
gusti che anticipa i piatti principali.

Snack Salutari
La friggitrice ad aria si rivela anche un
eccellente alleato per chi cerca opzioni di
snack salutari. Verdure come zucchine,
carote o cavolfiore possono essere
trasformate in chips croccanti con un minimo
di olio, offrendo un'alternativa leggera ai
tradizionali snack confezionati. Anche frutta,

come mele o pere, può essere cotta nella friggitrice ad aria per creare dolcetti naturalmente zuccherati, perfetti per soddisfare la voglia di dolce in modo salutare.

Innovazione nella Presentazione
Oltre alla varietà di sapori, la friggitrice ad aria consente di giocare con la presentazione degli antipasti e degli snack, rendendoli visivamente attraenti e stimolanti. Utilizzando stampini per crocchette o formine per biscotti, si possono creare forme divertenti e invitantiper verdure o formaggi, rendendo ogni boccone un piccolo capolavoro da gustare con gli occhi prima ancora che con il palato.

Rispetto delle Dieta e delle Preferenze Alimentari
Gli antipasti e gli snack preparati con la friggitrice ad aria possono facilmente adattarsi a diverse esigenze dietetiche, come

già esplorato nel capitolo sulla salute e le diete specifiche. Che si tratti di opzioni senza glutine, a basso contenuto di carboidrati o vegane, la friggitrice ad aria offre la flessibilità necessaria per accogliere e rispettare le scelte alimentari di tutti, garantendo che nessuno debba rinunciare al piacere di un buon antipasto o snack.

Sperimentazione e Creatività
Infine, la friggitrice ad aria invita alla sperimentazione e alla creatività. Mescolando ingredienti tradizionali con spezie insolite o salse fatte in casa, si possono scoprire nuovi abbinamenti e creare snack unici che sorprendono e deliziano. La facilità d'uso e la rapidità di cottura incoraggiano anche i cuochi meno esperti a esplorare nuove ricette, rendendo la preparazione di antipasti e snack un momento divertente e creativo della giornata.

Procedendo verso il punto 4.2, esploreremo in dettaglio come preparare piatti principali che non solo nutrono e soddisfano ma che rappresentano il cuore dell'esperienza culinaria, dimostrando come la friggitrice ad aria possa rivoluzionare anche i pasti quotidiani più elaborati.

Il punto 4.2 del nostro libro ci guida attraverso il cuore pulsante dell'esperienza culinaria offerta dalla friggitrice ad aria: la preparazione di piatti principali. Questo capitolo svela come, con questo strumento versatile, sia possibile creare una vasta gamma di piatti principali che vanno oltre le aspettative, combinando nutrizione, gusto e innovazione. Esploriamo come la friggitrice ad aria rivoluzioni la preparazione dei pasti quotidiani, rendendo la cucina un'avventura creativa e salutare.

Diversità di Piatti Principali
Con la friggitrice ad aria, il repertorio di piatti principali si espande notevolmente. Dalle proteine perfettamente cotte come pollo, pesce e tofu, fino a piatti vegetariani e vegan ricchi di sapore, la friggitrice ad aria gestisce con facilità una varietà di alimenti, mantenendo le loro qualità nutritive e arricchendone il gusto. Si possono preparare steak di manzo succulenti, filetti di salmone con la pelle croccante, o persino interi piatti unici, combinando proteine, carboidrati e verdure in un singolo ciclo di cottura.

Nutrizione e Gusto in Armonia
La capacità della friggitrice ad aria di cucinare con pochissimo olio non solo beneficia la salute, riducendo l'assunzione di grassi, ma preserva anche l'integrità e il

sapore degli ingredienti. Questo metodo di cottura permette di esaltare i sapori naturali dei cibi, garantendo piatti principali che sono sia salutari sia incredibilmente gustosi. La circolazione dell'aria calda assicura che ogni boccone sia succoso all'interno e croccante all'esterno, bilanciando perfettamente nutrizione e piacere culinario.

Efficienza e Semplicità
Uno dei maggiori vantaggi nell'uso della friggitrice ad aria per la preparazione di piatti principali è l'efficienza di tempo. Anche piatti che tradizionalmente richiederebbero lunghi tempi di cottura possono essere completati in una frazione del tempo, senza compromettere la qualità. Questa efficienza rende la friggitrice ad aria ideale per pasti infrasettimanali, quando il tempo è limitato ma si desidera comunque godere di un pasto nutriente e soddisfacente.

Creatività Culinaria

La friggitrice ad aria incoraggia la sperimentazione culinaria, offrendo una tela bianca su cui i cuochi possono esprimere la loro creatività. La semplicità d'uso e la versatilità dell'apparecchio apre nuove possibilità in cucina, da piatti ispirati alla cucina internazionale a reinterpretazioni salutari di classici comfort food. La capacità di giocare con texture e sapori senza l'aggiunta di grassi inutili permette di esplorare nuove direzioni culinarie, mantenendo i piatti entusiasmanti e vari.

Adattabilità alle Esigenze Alimentari
Come già evidenziato, la friggitrice ad aria si presta magnificamente a diete specializzate, e questo si estende anche ai piatti principali. Che si tratti di basso contenuto di carboidrati, senza glutine, vegano o qualsiasi altra esigenza dietetica, la friggitrice ad aria può adattarsi per produrre piatti che rispettano queste restrizioni senza sacrificare sapore o soddisfazione. Questa adattabilità

garantisce che tutti possano godere di piatti principali deliziosi e in linea con le proprie scelte alimentari.

Procedendo verso il punto 4.3, ci immergeremo nel mondo dei contorni e degli accompagnamenti, scoprendo come la friggitrice ad aria possa trasformare anche gli elementi più semplici del pasto in creazioni gustose che completano perfettamente qualsiasi piatto principale, arricchendo ulteriormente l'esperienza culinaria offerta da questo strumento innovativo.

Il punto 4.3 del nostro libro si dedica alla magia di trasformare semplici ingredienti in contorni straordinari, sfruttando la versatilità e l'efficacia della friggitrice ad aria. Questo capitolo celebra la capacità di questo apparecchio di elevare gli accompagnamenti di un pasto, trasformandoli da semplici aggiunte a veri protagonisti che arricchiscono e completano l'esperienza gastronomica. Esploriamo come la friggitrice ad aria possa essere utilizzata per creare contorni deliziosi, sani e visivamente accattivanti.

Innovazione nei Contorni
La friggitrice ad aria si presta perfettamente alla preparazione di una vasta gamma di contorni, da verdure croccanti a patate arrosto fino a innovative reinterpretazioni di classici della cucina. Grazie alla tecnologia della circolazione dell'aria calda, ingredienti semplici come i broccoli o i cavoletti di Bruxelles possono trasformarsi in contorni irresistibili, con esterni croccanti e interni teneri, arricchiti da una marinatura leggera o da una spolverata di spezie.

Salute e Nutrizione

La capacità di cucinare con poco o nessun olio aggiunto rende la friggitrice ad aria lo strumento ideale per chi cerca di mantenere una dieta equilibrata senza rinunciare al gusto. Contorni che tradizionalmente richiederebbero l'immersione in olio possono ora essere preparati in modo molto più salutare, preservando i nutrienti degli ingredienti e riducendo l'apporto calorico complessivo del pasto.

Semplicità e Velocità

Uno dei maggiori vantaggi dell'utilizzo della friggitrice ad aria per la preparazione dei contorni è la velocità con cui possono essere pronti. Elementi come patatine fritte, verdure in tempura o anelli di cipolla possono essere cucinati in meno tempo rispetto ai metodi tradizionali, con risultati spesso superiori in termini di texture e sapore. Questo rende la friggitrice ad aria particolarmente preziosa nei giorni frettolosi, quando il tempo a disposizione per cucinare è limitato.

Creatività e Sperimentazione
La friggitrice ad aria invita alla sperimentazione, permettendo di esplorare nuove combinazioni di sapori e texture per i contorni. Si possono combinare diverse verdure con spezie esotiche o salse fatte in casa per creare accompagnamenti unici che stuzzicano la curiosità e il palato. La facilità di utilizzo incoraggia anche i cuochi meno esperti a provare nuove ricette, trasformando la preparazione dei contorni in un'avventura culinaria.

Versatilità e Adattabilità
I contorni preparati nella friggitrice ad aria possono essere facilmente adattati per accompagnare una varietà di piatti principali, da carni grigliate a piatti vegetariani. La

versatilità dell'apparecchio permette di modificare facilmente le impostazioni per ottenere la consistenza desiderata, sia che si tratti di verdure leggermente croccanti o di patate arrosto ben dorate.
 Questa adattabilità assicura che i contorni realizzati con la friggitrice ad aria possano arricchire ogni tipo di pasto, aumentandone il valore nutrizionale e gustativo.

Proseguendo verso il punto 4.4, esploreremo il regno dei dolci e dei dessert, dimostrando come la friggitrice ad aria non sia solo limitata ai piatti salati ma possa essere un prezioso alleato anche nella preparazione di dolci tentazioni. Questo capitolo rivelerà come soddisfare la golosità con opzioni più sane, sfruttando l'innovazione della friggitrice ad aria per deliziare il palato senza compromessi sulla salute.

Nel percorso culinario offerto dalla friggitrice ad aria, il punto 4.4 apre una deliziosa parentesi dedicata ai dolci e ai dessert. Questo capitolo svela come questo strumento, spesso associato a piatti salati e contorni, si riveli sorprendentemente efficace anche nella preparazione di delizie zuccherine, trasformando la sfida di realizzare dessert più salutari in una semplice e piacevole realtà.

Dessert Sani e Saporiti

La friggitrice ad aria permette di reinventare il concetto di dessert, offrendo opzioni più leggere e con meno grassi senza compromettere il gusto. Frutta caramellata, torte di mele croccanti, o persino churros fatti in casa possono essere preparati utilizzando quantità minime di olio, risultando in dolci meno calorici ma altrettanto soddisfacenti. La circolazione dell'aria calda garantisce texture ideali, da esterni dorati e croccanti a interni morbidi e succosi, esaltando la dolcezza naturale degli ingredienti.

Rapidità e Convenienza
Proprio come per i piatti principali e i contorni, anche la preparazione di dessert nella friggitrice ad aria vanta una significativa riduzione dei tempi di cottura. Questa caratteristica rende l'apparecchio particolarmente adatto alla realizzazione di dolci last-minute, ideali per quando si desidera una dolce conclusione del pasto senza impiegare troppo tempo. Inoltre, la semplicità d'uso e la facilità di pulizia incentivano anche i cuochi occasionali a cimentarsi nella preparazione di dessert.

Creatività e Esplorazione
La versatilità della friggitrice ad aria stimola la creatività in cucina, permettendo di

esplorare nuove ricette o di adattare i classici della pasticceria in versioni più leggere. Sperimentare con ingredienti alternativi, come farine senza glutine o dolcificanti naturali, apre nuove possibilità per creare dessert che si adattano a varie esigenze dietetiche e preferenze personali. La friggitrice ad aria diventa così un laboratorio per la sperimentazione dolciaria, dove tradizione e innovazione si incontrano.

Dessert per Ogni Occasione
Che si tratti di una cena intima, di un compleanno o di un semplice momento di piacere quotidiano, la friggitrice ad aria offre soluzioni dessert adatte a ogni occasione. Piccoli dolcetti per una serata in famiglia, torte elaborate per celebrare eventi speciali o frutta aromatizzata per un fine pasto leggero: l'apparecchio permette di variare facilmente il menu dei dolci, soddisfacendo gusti e necessità diverse con la stessa facilità e efficienza.

Sostenibilità e Salute

Infine, preparare dessert nella friggitrice ad aria non solo è vantaggioso per la salute, riducendo l'uso di grassi e zuccheri raffinati, ma contribuisce anche a una cucina più sostenibile. Minimizzando gli sprechi energetici e utilizzando ingredienti freschi e di stagione per le preparazioni dolciarie, si può godere di dessert deliziosi rispettando l'ambiente e promuovendo uno stile di vita sano e consapevole.

Proseguendo verso il punto 4.5, ci addentreremo nelle ricette per occasioni speciali, scoprendo come la friggitrice ad aria possa arricchire anche le celebrazioni più importanti con piatti innovativi e irresistibili, dimostrando ancora una volta la sua indiscutibile versatilità e capacità di adattarsi a ogni esigenza culinaria.

Il punto 4.5 del nostro libro approfondisce come la friggitrice ad aria possa trasformarsi nel cuoco perfetto per le occasioni speciali, offrendo un approccio innovativo alla preparazione di menu festivi che siano al contempo deliziosi, sani e originali. Le ricette per occasioni speciali non devono necessariamente essere complesse o richiedere ore di preparazione. Con la friggitrice ad aria, anche i piatti festivi possono essere realizzati con facilità, permettendo di godere pienamente del tempo trascorso con familiari e amici.

Versatilità per Ogni Celebrazione
Che si tratti di una cena di Natale, di un pranzo di Pasqua, di una festa di compleanno o di un anniversario, la friggitrice ad aria si adatta perfettamente a ogni tipo di celebrazione. Grazie alla sua versatilità, è

possibile preparare un'ampia varietà di piatti, dagli antipasti ai dolci, assicurando che ogni aspetto del menu rispecchi lo spirito dell'occasione. Questo strumento permette di sperimentare con tradizioni culinarie diverse, introducendo elementi innovativi che possono arricchire le feste con nuovi sapori e texture.

Preparazioni Sane per le Feste
Le occasioni speciali sono spesso sinonimo di abbondanza e, talvolta, di eccessi culinari. Tuttavia, con la friggitrice ad aria, è possibile preparare piatti che mantengono l'equilibrio tra indulgenza e salute. Ricette festose possono essere rivisitate in chiave più leggera, riducendo l'uso di grassi senza compromettere il gusto. Questo approccio permette di godere delle celebrazioni senza rinunciare alla cura del proprio benessere, offrendo opzioni che tutti possono apprezzare, inclusi gli ospiti con esigenze dietetiche specifiche.

Risparmio di Tempo e Efficienza
Uno degli aspetti più stressanti delle occasioni speciali è spesso legato alla preparazione dei pasti. La friggitrice ad aria si rivela un valido alleato, riducendo i tempi di cottura e consentendo di preparare più portate contemporaneamente, grazie alla possibilità di cucinare in lotti o utilizzando separatori. Questa efficienza libera tempo prezioso che può essere dedicato alla decorazione della tavola, alla scelta del vino perfetto o, semplicemente, al piacere di stare insieme agli ospiti.

Creatività e Personalizzazione
Ogni celebrazione è unica, e la friggitrice ad aria permette di personalizzare il menu in base al tema, alle preferenze personali e alle tradizioni familiari. Sperimentare con ricette internazionali o creare nuove versioni di piatti classici diventa un piacevole esercizio di creatività, che arricchisce il significato

dell'evento e lascia un ricordo indimenticabile nei cuori degli ospiti.

Sostenibilità e Consapevolezza
Infine, preparare piatti per occasioni speciali con la friggitrice ad aria riflette anche un impegno verso la sostenibilità. Utilizzando meno olio e consumando meno energia rispetto ai metodi di cottura tradizionali, si contribuisce a ridurre l'impatto ambientale delle celebrazioni. Questa scelta consapevole non solo è in linea con uno stile di vita sostenibile ma trasmette anche un messaggio positivo agli ospiti, celebrando non solo l'occasione ma anche il rispetto per l'ambiente.

Proseguendo verso il capitolo successivo, esploreremo i consigli avanzati e i trucchi del mestiere per sfruttare al massimo la friggitrice ad aria, condividendo strategie e segreti che permetteranno di elevare ulteriormente l'esperienza culinaria offerta da questo straordinario strumento.

Capitolo 5: Piatti principali

Nel 5 capitolo del nostro libro dedicato alla friggitrice ad aria, il punto 5.1 si concentra su consigli avanzati e trucchi del mestiere che ogni appassionato di cucina dovrebbe conoscere per sfruttare appieno le potenzialità di questo straordinario strumento. Questi suggerimenti non solo migliorano l'efficienza e la versatilità dell'uso della friggitrice ad aria ma arricchiscono anche l'esperienza culinaria, elevando i piatti a nuovi livelli di creatività e gusto.

Pre-riscaldamento per Risultati Ottimali

Anche se molti modelli di friggitrici ad aria non richiedono pre-riscaldamento, dedicare alcuni minuti a questa fase può fare la differenza nel risultato finale, soprattutto per ricette che traggono beneficio da un inizio di cottura ad alta temperatura. Il pre-riscaldamento assicura che il cibo inizi a cuocere immediatamente, ottenendo una croccantezza esterna perfetta mentre mantiene l'interno succoso.

Uso di Accessori Compatibili

Investire in accessori compatibili con la friggitrice ad aria, come vassoi separatori, stampi in silicone, o cestelli per il pane, può espandere enormemente le possibilità culinarie offerte dall'apparecchio. Questi strumenti permettono di cucinare una varietà più ampia di piatti, inclusi quelli che normalmente non si considererebbero adatti per una friggitrice ad aria, come muffin, torte, e persino pane fresco.

Tecniche di Impanatura Creativa

Per ottenere risultati croccanti senza l'uso eccessivo di olio, sperimentare con tecniche di impanatura creative può essere la chiave. Utilizzare un mix di pangrattato, farine alternative, erbe e spezie non solo aggiunge sapore ma crea anche una texture esterna desiderabile. Per alimenti che tendono a essere più umidi, una leggera passata nella farina prima dell'uovo e del pangrattato può aiutare a mantenere l'impanatura aderente durante la cottura.

Gestione Intelligente dello Spazio

Massimizzare lo spazio di cottura è essenziale per garantire che l'aria calda circoli liberamente, cuocendo il cibo in modo uniforme. Utilizzare separatori o cuocere in lotti più piccoli può migliorare significativamente la qualità della cottura, specialmente per piatti che richiedono croccantezza su tutti i lati. Per grandi quantità, non esitare a cuocere in più fasi, mantenendo al caldo i lotti già pronti mentre il resto del cibo cuoce.

Sperimentazione con i Tempi di Cottura
La conoscenza dei tempi di cottura specifici per vari alimenti è fondamentale, ma non aver paura di sperimentare. A seconda delle dimensioni del cibo, della quantità e del modello specifico della friggitrice ad aria, potresti scoprire che leggere modifiche ai tempi di cottura consigliati portano a risultati migliori. Tenere un diario delle proprie sperimentazioni può essere un ottimo modo per affinare le tecniche personali.

Adottando questi consigli avanzati, si apre un mondo di possibilità culinarie che trascendono le ricette base, permettendo di sfruttare appieno le capacità della friggitrice ad aria. Proseguendo verso il punto 5.2, condivideremo ulteriori strategie per personalizzare le ricette secondo gusti personali, esplorando come la friggitrice ad aria possa diventare un'estensione della creatività culinaria di ogni cuoco, indipendentemente dal livello di esperienza

Il punto 5.2 si addentra nel cuore della personalizzazione culinaria attraverso l'uso della friggitrice ad aria, sottolineando come questo strumento versatile si presti magnificamente all'adattamento delle ricette per incontrare i gusti personali e le esigenze nutrizionali. In questo segmento, esploriamo come sfruttare la friggitrice ad aria per rendere ogni piatto un'espressione unica della propria creatività culinaria, trasformando anche le ricette più semplici in piatti personalizzati e memorabili.

Esplorazione di Sapori e Texture

La friggitrice ad aria offre una tela bianca per sperimentare con una vasta gamma di sapori e texture. Dalle croccanti verdure alla perfezione dorata delle carni, passando per la delicata morbidezza dei dolci, ogni ingrediente può essere trasformato per esaltare o contrastare le sue caratteristiche naturali. Incoraggiare la sperimentazione con diverse marinature, condimenti e metodi di preparazione apre nuovi orizzonti di sapore, permettendo a ogni cuoco di scoprire combinazioni uniche che riflettono le proprie preferenze personali.

Adattamento alle Esigenze Dietetiche

Uno dei punti di forza della friggitrice ad aria è la sua capacità di adattarsi facilmente a varie esigenze dietetiche, mantenendo allo stesso tempo l'integrità gustativa dei piatti. Che si tratti di limitare l'uso di grassi, ridurre il contenuto di carboidrati o soddisfare requisiti alimentari specifici come diete senza glutine o vegane, la friggitrice ad aria si dimostra uno strumento eccezionale. Sostituire ingredienti tradizionali con alternative più salutari senza sacrificare il gusto diventa non solo possibile ma anche semplice e divertente.

Personalizzazione di Ricette Classiche
Rivisitare le ricette classiche per adattarle ai gusti personali o alle tendenze culinarie attuali è un altro modo per sfruttare la friggitrice ad aria. Questo può significare trasformare un tradizionale piatto fritto in una versione più leggera e salutare o sperimentare con ingredienti di stagione per creare una variante unica di un classico. Questo processo di personalizzazione non solo arricchisce l'esperienza culinaria ma incoraggia anche una connessione più profonda con il cibo che prepariamo e condividiamo.

Creatività nelle Presentazioni

La presentazione del cibo è tanto parte dell'esperienza culinaria quanto il gusto. La friggitrice ad aria, con la sua capacità di produrre risultati esteticamente piacevoli grazie alla perfetta doratura e croccantezza, invita a giocare con la presentazione dei piatti. Esperimenti con disposizioni creative, l'uso di colori vivaci attraverso verdure e frutti, e la sperimentazione con forme e tagli possono trasformare anche il pasto più semplice in un'opera d'arte visiva, aumentando l'appetito e l'anticipazione.

Coinvolgimento e Condivisione
Infine, personalizzare le ricette con la friggitrice ad aria offre l'opportunità di coinvolgere amici e familiari nel processo culinario, trasformando la preparazione dei pasti in un'attività condivisa. Scambiare idee, provare nuove ricette insieme e condividere i successi (e talvolta gli insuccessi) arricchisce il senso di comunità e celebra la diversità dei gusti personali.

Proseguendo verso il punto 5.3, approfondiremo come sfruttare al meglio gli accessori della friggitrice ad aria e affrontare sfide comuni, con l'obiettivo di ottimizzare ogni aspetto dell'uso di questo strumento innovativo, garantendo che ogni pasto non solo soddisfi il palato ma rifletta anche la personalità e la creatività del cuoco.

Il punto 5.3 si addentra nel pratico mondo degli accessori per la friggitrice ad aria e come affrontare le sfide comuni che possono emergere durante il suo utilizzo. Questa sezione del libro è dedicata a ottimizzare l'esperienza con la friggitrice ad aria, sfruttando al meglio gli strumenti disponibili e superando eventuali ostacoli, per rendere ogni sessione di cottura non solo un successo culinario ma anche un piacere.

Massimizzare le Potenzialità con Accessori Adatti

L'integrazione di accessori specifici può trasformare radicalmente le capacità della friggitrice ad aria, spingendone i limiti ben oltre la semplice "frittura" ad aria. Stampi per muffin, cestelli per verdure, e piatti rotanti per pizza sono solo alcuni esempi di come si possano esplorare nuove ricette e tecniche di cottura. Questi strumenti non solo ampliano il tipo di piatti che è possibile preparare ma migliorano anche la qualità dei risultati, consentendo una distribuzione del calore più uniforme e una cottura più precisa.

Soluzioni per Problemi Comuni

Molti utenti della friggitrice ad aria si imbattono in sfide comuni, come la gestione degli alimenti che tendono ad asciugarsi, la difficoltà nel raggiungere una cottura uniforme per pezzi di cibo di diverse dimensioni, o la prevenzione dell'aderenza degli alimenti al cestello. Fortunatamente, esistono trucchi e strategie per superare questi ostacoli:

Prevenire l'Asciugatura: Un leggero spruzzo di olio può aiutare a mantenere umidi gli alimenti durante la cottura, preservandone la succosità interna mentre si ottiene una crosta esterna croccante.

Cottura Uniforme: Scuotere o girare gli alimenti a metà cottura assicura che ogni lato venga esposto equamente all'aria calda, promuovendo risultati uniformi.

Evitare l'Adesione: L'uso di fogli di carta da forno perforata o di tappetini in silicone compatibili può prevenire l'adesione degli alimenti al cestello, facilitando la pulizia.

Ottimizzazione degli Spazi

Sfruttare al meglio lo spazio disponibile nella friggitrice ad aria è fondamentale per massimizzare l'efficienza. Gli accessori come i separatori possono consentire di cucinare più ingredienti contemporaneamente, risparmiando tempo e energia. Organizzare strategicamente il cibo nel cestello, tenendo conto del flusso dell'aria e della necessità di spazio per la cottura, può fare la differenza nella qualità finale del piatto.

Manutenzione e Cura degli Accessori

Per garantire che la friggitrice ad aria e i suoi accessori continuino a funzionare al meglio delle loro capacità, è importante dedicare attenzione alla loro manutenzione. Seguire le istruzioni del produttore per la pulizia e la cura degli accessori assicura non solo la loro longevità ma anche la sicurezza alimentare. Materiali come il silicone o l'acciaio inossidabile sono preferibili per la loro durabilità e facilità di pulizia.

Condivisione di Esperienze e Consigli

Infine, condividere esperienze e consigli con la comunità di utenti della friggitrice ad aria può essere un modo prezioso per scoprire nuovi utilizzi degli accessori e soluzioni innovative a problemi comuni. Forum online, blog e gruppi social offrono un tesoro di conoscenze condivise, dove trucchi e suggerimenti vengono scambiati liberamente, arricchendo l'esperienza di tutti.

Procedendo verso il punto 5.4, ci immergeremo nelle strategie per la cottura in batch con la friggitrice ad aria, esplorando come organizzare sessioni di cottura multiple in modo efficiente per risparmiare tempo e energia, garantendo al contempo che ogni piatto conservi la massima freschezza e qualità culinaria.

Il punto 5.4 si dedica a una tecnica fondamentale per chi cerca di massimizzare l'efficienza in cucina senza sacrificare la qualità del cibo: la cottura in batch con la friggitrice ad aria. Questo metodo non solo risparmia tempo e energia ma garantisce anche che ogni piatto preparato sia servito al suo apice di freschezza e gusto. Esaminiamo come organizzare e gestire le sessioni di cottura in batch per sfruttare al meglio la friggitrice ad aria, trasformando la preparazione dei pasti in un processo più fluido e soddisfacente.

Pianificazione e Preparazione
Il successo della cottura in batch inizia con una buona pianificazione. Prima di iniziare, è essenziale decidere quali piatti preparare, in che quantità e in quale ordine. Questo approccio permette di ottimizzare i tempi e

di utilizzare la friggitrice ad aria nel modo più efficiente possibile. Preparare in anticipo tutti gli ingredienti, comprese le eventuali marinature o condimenti, può semplificare notevolmente il processo di cottura, consentendo di passare da un batch all'altro senza intoppi.

Uso Strategico del Tempo e della Temperatura

La comprensione di come vari alimenti reagiscono a differenti impostazioni di tempo e temperatura è cruciale per la cottura in batch. Alcuni cibi, come le verdure o gli snack leggeri, possono richiedere tempi di cottura brevi e temperature elevate, mentre altri, come grandi pezzi di carne, potrebbero necessitare di una cottura più lenta e a temperature più basse. Organizzare i batch in base a questi fattori non solo ottimizza l'uso della friggitrice ad aria ma assicura anche che ogni alimento sia cotto alla perfezione.

Gestione dello Spazio

Anche nella cottura in batch, è fondamentale garantire una circolazione adeguata dell'aria all'interno della friggitrice ad aria. Ciò può richiedere di cuocere in porzioni più piccole o di utilizzare accessori che aumentino la capacità senza compromettere la qualità della cottura. In alcuni casi, può essere utile cuocere prima gli alimenti che tollerano meglio il riscaldamento, conservandoli in un forno a bassa temperatura mentre si procede con i batch successivi.

Mantenimento della Qualità

Per assicurare che ogni piatto mantenga la sua freschezza e qualità, è importante gestire correttamente i tempi di attesa tra un batch e l'altro. Utilizzare tecniche come il riposo sotto fogli di alluminio per carni o il trasferimento di alimenti croccanti su griglie permette di preservare la consistenza desiderata. Inoltre, sfruttare il calore residuo della friggitrice ad aria per piatti che beneficiano di un leggero ulteriore riscaldamento può migliorare ulteriormente i risultati.

Condivisione e Conservazione
La cottura in batch spesso significa preparare cibo in quantità maggiori del necessario per un singolo pasto. Questo approccio offre un'ottima opportunità per condividere con amici e familiari o per conservare porzioni per pasti futuri. Imparare le migliori pratiche per la conservazione degli alimenti, sia in frigorifero che in congelatore, assicura che la qualità e il sapore dei piatti rimangano inalterati, rendendo ogni pasto altrettanto delizioso di quello appena cucinato.

Proseguendo verso il punto 5.5, esploreremo come sfruttare la friggitrice ad aria per sperimentare con nuove tecniche di cottura, spingendo i confini della creatività culinaria e scoprendo nuovi modi per deliziare il palato, rafforzando il ruolo di questo strumento come indispensabile alleato nella cucina moderna.

Il punto 5.5 del nostro libro si avventura oltre i confini della cucina convenzionale, esplorando come la friggitrice ad aria possa diventare uno strumento di sperimentazione e innovazione culinaria. Questa sezione mira a ispirare gli appassionati di cucina a spingersi oltre le ricette tradizionali e a sperimentare con nuove tecniche di cottura, scoprendo il potenziale creativo che la friggitrice ad aria offre per rivoluzionare il modo di preparare i pasti.

Esplorazione di Nuove Tecniche di Cottura
La friggitrice ad aria non è limitata alla semplice "frittura" senza olio. Questo versatile apparecchio si presta

magnificamente alla cottura al vapore di verdure e pesce, alla grigliatura di carni e alla preparazione di piatti al gratin. Sperimentare con l'inserimento di liquidi nel cestello, utilizzando accessori adatti, può aprire a tecniche come il bagnomaria, ideale per dolci delicati o per cuocere al vapore.

Creatività nella Preparazione dei Piatti.
L'adozione di un approccio creativo alla preparazione dei piatti può trasformare la cucina quotidiana in un'esperienza culinaria entusiasmante. Utilizzare la friggitrice ad aria per esperimenti come la fermentazione di verdure o la preparazione di yogurt casalingo dimostra la flessibilità di questo strumento. La possibilità di controllare con precisione temperatura e tempi di cottura offre un terreno fertile per l'innovazione.

Integrazione di Sapori Internazionali

La friggitrice ad aria invita ad abbracciare la diversità culinaria, incorporando sapori e tecniche da cucine di tutto il mondo. Sperimentare con spezie esotiche, marinature e condimenti può portare a scoperte sorprendenti, arricchendo il repertorio culinario con piatti ispirati a culture diverse. Questo non solo arricchisce la tavola ma amplia anche la comprensione e l'apprezzamento delle tradizioni culinarie globali.

Sperimentazione con Ingredienti Alternativi
Nel contesto attuale, orientato alla salute e alla sostenibilità, sperimentare con ingredienti alternativi diventa sempre più rilevante. Utilizzare la friggitrice ad aria per esplorare l'uso di proteine vegetali, farine senza glutine o dolcificanti a basso indice glicemico può portare alla creazione di piatti innovativi che rispondono a esigenze dietetiche specifiche, senza compromettere il gusto o la soddisfazione.

Collaborazione e Condivisione delle Conoscenze

Infine, l'innovazione in cucina spesso nasce dalla collaborazione e dalla condivisione delle conoscenze. Creare una comunità di appassionati della friggitrice ad aria, sia online che offline, dove si scambiano idee, ricette e tecniche, può accelerare il processo di apprendimento e ispirare a nuove creazioni culinarie. Documentare e condividere i propri

esperimenti, successi e fallimenti, contribuisce a costruire una risorsa preziosa per tutti coloro che desiderano esplorare le potenzialità di questo strumento.

Con queste riflessioni sul potere della sperimentazione e dell'innovazione culinaria attraverso l'uso della friggitrice ad aria, chiudiamo il capitolo dedicato ai consigli avanzati e ai trucchi del mestiere. Proseguendo, il prossimo capitolo del libro si aprirà su un altro aspetto fondamentale dell'esperienza culinaria: la condivisione e la creazione di una comunità attorno alla passione per la cucina, riconoscendo l'importanza di costruire legami attraverso il cibo e l'innovazione.

Capitolo 6: Contorni e accompagnamenti

Il punto 6.1 del nostro libro esplora l'importanza di creare una comunità intorno alla passione per la cucina e alla friggitrice ad aria. Questo segmento si concentra su come il cibo possa diventare un punto di connessione e di celebrazione, unendo le persone attraverso la condivisione di ricette, esperienze culinarie e idee innovative.

Cucina come Legame Sociale

La cucina è da sempre un elemento fondamentale nella creazione e nel mantenimento dei legami sociali. Riunirsi intorno a un tavolo per condividere un pasto non è solo un atto di nutrimento fisico ma anche di nutrimento emotivo e sociale. La friggitrice ad aria, con la sua versatilità e la capacità di preparare piatti gustosi e salutari, offre un terreno fertile per riunire amici e familiari. Organizzare cene a tema culinare o serate di cucina con la friggitrice ad aria come protagonista può creare un'atmosfera di festa e condivisione che rafforza i legami tra le persone.

Scambio di Esperienze e Idee

La creazione di una comunità di appassionati della friggitrice ad aria offre un'opportunità per lo scambio di esperienze, idee e ricette. Forum online, gruppi sui social media o incontri di appassionati possono diventare spazi in cui condividere successi e insuccessi, suggerire nuove ricette e approfondire la conoscenza su come sfruttare al meglio questo strumento in cucina. Questo scambio reciproco arricchisce l'esperienza culinaria di tutti i membri della comunità e crea un senso di appartenenza e di supporto reciproco.

Educazione e Ispirazione

Organizzare eventi culinari, come corsi di cucina o dimostrazioni pratiche sull'uso della friggitrice ad aria, offre un'opportunità per educare e ispirare gli appassionati di cucina. Questi eventi possono fornire consigli pratici, trucchi del mestiere e suggerimenti per sfruttare al meglio le potenzialità della friggitrice ad aria. Inoltre, possono essere un momento per scoprire nuove ricette, esplorare nuove tecniche di cottura e stimolare la creatività in cucina.

Costruzione di Relazioni Durature
Partecipare a una comunità di appassionati della friggitrice ad aria non è solo una questione di condivisione di ricette e consigli culinari, ma anche di costruzione di relazioni durature. Il legame che si crea attraverso la passione per la cucina può trasformarsi in amicizie profonde e significative. La condivisione di esperienze intorno al cibo crea un terreno fertile per la creazione di ricordi indelebili e per la costruzione di legami che vanno al di là della cucina.

Concludendo il punto 6.1, si apre la porta al punto successivo del libro, il punto 6.2, che esplorerà ulteriormente il potenziale della friggitrice ad aria come strumento per la condivisione e la celebrazione della cucina, approfondendo l'importanza di

costruire comunità intorno al cibo e alla passione per la cucina.

Il punto 6.2 del nostro libro si concentra sull'approfondimento del ruolo della friggitrice ad aria come strumento per la condivisione e la celebrazione della cucina. Questo segmento esplora ulteriormente come la friggitrice ad aria possa essere utilizzata per creare momenti di connessione e di gioia attraverso il cibo, spingendo oltre il semplice atto di cucinare per diventare un'esperienza di condivisione e celebrazione.

Cucina come Esperienza Condivisa
La preparazione dei pasti con la friggitrice ad aria può diventare un'esperienza condivisa,

in cui le persone si riuniscono per cucinare insieme, condividendo conoscenze, esperienze e risate. Organizzare sessioni di cucina con amici o familiari, dove ognuno contribuisce con ingredienti e ricette, crea un'atmosfera di collaborazione e di condivisione che rafforza i legami tra le persone e rende il pasto un momento ancora più speciale.

Cibo come Espressione Culturale
La friggitrice ad aria offre la possibilità di esplorare e celebrare la diversità culinaria delle diverse culture del mondo. Sperimentare con ricette tradizionali di diverse etnie, utilizzando la friggitrice ad aria per adattare e reinventare piatti classici, è un modo per apprezzare e rispettare le tradizioni culinarie di altre culture. Questo approccio non solo amplia il proprio repertorio culinario ma favorisce anche la

comprensione e il rispetto delle differenze culturali.

Creazione di Momenti Speciali
Utilizzare la friggitrice ad aria per preparare piatti speciali e indulgenti può trasformare un pasto ordinario in un'occasione memorabile. Creare una cena romantica a lume di candela con piatti preparati con cura nella friggitrice ad aria può essere un modo romantico per celebrare una ricorrenza speciale. Allo stesso modo, preparare una festa con una selezione di deliziosi finger food fritti con la friggitrice ad aria può rendere un evento sociale ancora più divertente e gustoso.

Coinvolgimento dei Bambini nella Cucina
Coinvolgere i bambini nella preparazione dei pasti con la friggitrice ad aria può essere un'esperienza educativa e divertente. Consentire loro di partecipare alla scelta delle ricette, alla preparazione degli

ingredienti e alla cottura dei piatti li aiuta a sviluppare competenze culinarie fondamentali e li incoraggia a esplorare nuovi sapori e alimenti. Inoltre, coinvolgere i bambini nella cucina può essere un modo per creare ricordi preziosi e per instillare un amore per il cibo e la cucina fin dalla giovane età.

Celebrazione delle Tradizioni Familiari
La friggitrice ad aria può diventare parte integrante delle tradizioni familiari, utilizzata per preparare piatti che hanno un significato speciale per la famiglia. Riprodurre ricette tramandate di generazione in generazione, utilizzando la friggitrice ad aria per aggiornarle e adattarle alle esigenze moderne, è un modo per onorare il passato e creare nuovi ricordi da condividere con le future generazioni.

Concludendo il punto 6.2, si apre la strada al punto successivo del libro, il punto 6.3, che esplorerà ulteriormente il tema della celebrazione della cucina attraverso la friggitrice ad aria, approfondendo l'importanza di creare legami emozionali attraverso il cibo e di condividere gioie e esperienze intorno alla tavola.

In questo capitolo dedicato ai contorni e agli accompagnamenti preparati con la friggitrice ad aria, ci focalizziamo in particolare sulla sezione 6.3: pane, focacce e altri carboidrati. La versatilità della friggitrice ad aria si rivela eccezionale anche nella preparazione di questi fondamentali della tavola, che abbracciano culture e tradizioni culinarie di tutto il mondo. Da semplici pagnotte a complesse focacce aromatizzate, la friggitrice ad aria promette di rivoluzionare il modo in cui pensiamo alla panificazione casalinga, semplificando processi che tradizionalmente richiedono tempo e attenzioni particolari.

La magia inizia con la capacità della friggitrice di distribuire un calore uniforme e diretto, il che è cruciale per ottenere una crosta perfettamente dorata e una mollica soffice e aerata. A differenza del forno tradizionale, la friggitrice ad aria riduce significativamente i tempi di riscaldamento, permettendo di passare rapidamente dalla preparazione alla degustazione. Questo aspetto si rivela particolarmente vantaggioso nelle giornate affollate, quando il tempo da dedicare alla cucina è limitato.

La preparazione del pane nella friggitrice ad aria inizia con la scelta della ricetta giusta. Sia che si opti per un pane semplice, sia che si desideri sperimentare con ricette più elaborate, come focacce arricchite con olive, pomodorini o erbe aromatiche, il segreto sta nell'adattare le proporzioni e i tempi di cottura alla capacità della propria friggitrice. Per pane e focacce, ad esempio, è fondamentale non sovraccaricare il cestello, per permettere una circolazione ottimale dell'aria calda e garantire così una cottura uniforme.

Una volta padroneggiata la base, è possibile esplorare varianti creative, aggiungendo ingredienti che arricchiscono il sapore e il valore nutrizionale dei propri carboidrati. Semi di zucca, lino o girasole, nonché mix di cereali integrali, possono trasformare una semplice pagnotta in un'alimentazione ricca di fibre e nutrienti essenziali. Inoltre, sperimentare con farine alternative, come quella di mandorle, cocco o grano saraceno, apre la porta a deliziose opzioni gluten-free, rendendo la panificazione accessibile anche a chi segue diete particolari.

La friggitrice ad aria non si limita alla panificazione. La stessa tecnologia che permette di ottenere pane e focacce croccanti all'esterno e morbidi all'interno si rivela ideale per la preparazione di altri carboidrati, come tortillas, naan o pita. Questi accompagnamenti leggeri ma saporiti sono perfetti per completare una vasta gamma di piatti, da semplici spuntini a cene elaborate, offrendo un tocco di creatività e internazionalità alla propria tavola.

Dopo aver esplorato il vasto mondo del pane, focacce e altri carboidrati, il passaggio successivo è dedicarsi alle salse e ai condimenti fatti in casa, come illustrato nel punto successivo 6.4. Complemento ideale dei nostri carboidrati, queste preparazioni arricchiscono di gusto e originalità ogni pasto, consentendo di sperimentare con abbinamenti sempre nuovi e sorprendenti. La preparazione delle salse nella friggitrice ad aria non solo enfatizza la freschezza degli ingredienti, ma garantisce anche una consistenza perfetta, apportando un ulteriore livello di raffinatezza ai nostri piatti.

Dopo aver esplorato l'arte di preparare pane, focacce e altri carboidrati con la friggitrice ad aria, ci avventuriamo ora nel mondo delle salse e dei condimenti fatti in casa, elemento 6.4 del nostro viaggio culinario. Le salse e i condimenti non sono solo il complemento perfetto per i nostri piatti, ma rappresentano anche la chiave per trasformare un pasto ordinario in un'esperienza straordinaria. Grazie alla friggitrice ad aria, è possibile sperimentare con ingredienti freschi e aromi intensi, creando accostamenti che esaltano il gusto dei piatti senza sovraccaricare di calorie.

La preparazione di salse e condimenti nella friggitrice ad aria apre nuove possibilità per i cuochi casalinghi, permettendo di ottenere consistenze e sapori che difficilmente si potrebbero replicare con metodi tradizionali. Ad esempio, la tostatura di spezie e aromi direttamente nel cestello della friggitrice libera oli essenziali e profumi, intensificando il gusto delle salse. Questo processo, unito all'uso di ingredienti freschi come pomodori, erbe aromatiche e aglio, assicura che ogni salsa sia un'espressione pura e concentrata di sapore.

Un vantaggio significativo della preparazione di salse e condimenti con la friggitrice ad aria è la capacità di controllare precisamente la temperatura, cruciale per ottenere la consistenza desiderata senza il rischio di bruciare gli ingredienti. Che si tratti di una salsa di pomodoro densa e ricca per accompagnare una focaccia fragrante o di un condimento leggero a base di yogurt e erbe per equilibrare il gusto di un pane speziato, la friggitrice ad aria si dimostra uno strumento indispensabile nella cucina moderna.

La sperimentazione è al cuore della preparazione delle salse: l'incoraggiamento a provare combinazioni inedite di ingredienti riflette l'approccio olistico del libro verso la cucina con la friggitrice ad aria. Le possibilità sono infinite, dalle classiche salse italiane arricchite con basilico fresco e origano, a innovativi condimenti ispirati alla cucina asiatica, con note di lemongrass e coriandolo. La facilità di preparazione incoraggia anche i cuochi più timorosi a esplorare nuovi territori culinari, garantendo che ogni pasto possa diventare un'occasione per scoprire nuovi sapori.

Oltre all'innovazione nei gusti, questo capitolo sottolinea l'importanza di una cucina responsabile e salutare. Preparare salse e condimenti in casa consente di evitare conservanti e additivi presenti nelle versioni commerciali, promuovendo un'alimentazione più naturale e benefica per la salute. Questa filosofia si allinea perfettamente con l'uso della friggitrice ad aria, strumento che, riducendo il consumo di oli e grassi, si inserisce in uno stile di vita attento al benessere fisico.

Avanzando verso il punto 6.5, ci concentriamo sugli abbinamenti consigliati, un'arte che richiede conoscenza e sensibilità. La scelta del condimento giusto può esaltare i sapori di un piatto, creando un equilibrio armonioso tra i diversi elementi. La guida passa quindi a esplorare come combinare sapientemente salse e piatti, offrendo consigli pratici per abbinare le texture e le note aromatiche in modo da soddisfare il palato e arricchire l'esperienza culinaria. Questo passaggio naturale segna l'evoluzione della nostra avventura con la friggitrice ad aria, dimostrando come, con strumenti moderni e un pizzico di creatività, sia possibile trasformare ogni pasto in un'opera d'arte.

Concludendo il capitolo dedicato ai contorni e agli accompagnamenti, ci immergiamo nel punto 6.5: abbinamenti consigliati. Questa sezione del libro rappresenta un ponte cruciale tra la preparazione di singoli componenti di un pasto e la creazione di un'esperienza culinaria complessiva che sia armoniosa e soddisfacente. Dopo aver esplorato come realizzare pane, focacce, carboidrati, salse e condimenti con la friggitrice ad aria, è tempo di comprendere come questi elementi possono essere combinati per esaltare reciprocamente i loro sapori.

La maestria nell'abbinare i giusti contorni ai piatti principali è ciò che distingue un buon pasto da uno straordinario. Questa abilità si basa non solo sulla comprensione dei profili di sapore, ma anche su considerazioni relative alla texture, al colore e alla nutrizione, creando pasti che sono un piacere sia per il palato che per gli occhi. La friggitrice ad aria, con la sua capacità di realizzare piatti con meno grassi e oli, gioca un ruolo fondamentale in questo processo, consentendo di preparare contorni leggeri ma soddisfacenti che complementano senza sovrastare.

L'abbinamento dei cibi è un'arte che richiede equilibrio e contrasto. Per esempio, un piatto ricco e saporito di carne o pesce preparato nella friggitrice ad aria può essere equilibrato con la leggerezza di verdure croccanti o una fresca insalata di stagione. Allo stesso modo, la dolcezza naturale di alcune verdure, come carote o patate dolci, può contrastare piacevolmente con la sapidità di salse o condimenti a base di erbe aromatiche. Questi principi di equilibrio e contrasto non si applicano solo al sapore, ma anche alla texture e al colore, rendendo ogni piatto un'esperienza multisensoriale.

L'importanza di considerare la nutrizione negli abbinamenti è un altro aspetto chiave. Integrare una varietà di alimenti nei pasti non solo assicura una dieta equilibrata, ma può anche migliorare l'assorbimento di nutrienti essenziali. Per esempio, abbinare fonti di ferro vegetale con alimenti ricchi di vitamina C può aumentare l'assorbimento del ferro, un concetto particolarmente importante per chi segue diete vegetariane o vegane.

Questo approccio olistico alla preparazione dei pasti prepara il terreno per il capitolo successivo, dedicato ai dolci e ai dessert. Proprio come i contorni e i piatti principali possono essere abbinati per creare un'esperienza culinaria armoniosa, così i dessert rappresentano la conclusione perfetta di un pasto, offrendo un ultimo tocco di dolcezza o freschezza che completa l'esperienza. Nel punto 7.1, esploreremo come la friggitrice ad aria possa essere utilizzata per creare dolci al cucchiaio e mousse che non solo deliziano il palato, ma si inseriscono perfettamente in uno stile di vita sano e bilanciato.

Attraverso la sperimentazione e l'applicazione dei principi di abbinamento, i lettori sono incoraggiati a diventare creativi, esplorando nuove combinazioni e scoprendo personalmente come gli strumenti moderni della cucina, come la friggitrice ad aria, possano trasformare il modo di cucinare e gustare i pasti. Questo viaggio culinario non solo arricchisce la tavola, ma arricchisce anche la vita, offrendo un nuovo apprezzamento per la preparazione dei pasti e per i piaceri semplici ma profondi della cucina casalinga.

Capitolo 7: Dolci e dessert

Entrando nel regno dolce e invitante dei dolci e dei dessert, il punto 7.1 del nostro percorso con la friggitrice ad aria ci porta a scoprire come questo strumento possa rivoluzionare anche il modo di preparare dolci al cucchiaio e mousse. Dopo aver navigato attraverso capitoli che esplorano l'abbinamento di contorni, piatti principali e l'arte di creare salse e condimenti, ci addentriamo ora nel creare il finale perfetto per ogni pasto: il dessert.

L'utilizzo della friggitrice ad aria per preparare dolci al cucchiaio e mousse può sembrare inizialmente non convenzionale. Tuttavia, questa tecnologia culinaria offre un modo innovativo per preparare dessert che sono al contempo deliziosi e leggeri. La friggitrice ad aria, infatti, permette di cuocere ingredienti delicati come frutta o impasti per dolci, mantenendo un controllo preciso sulla temperatura e sulla circolazione dell'aria. Questo assicura risultati sorprendenti, come mousse aeree e dolci al cucchiaio dalla consistenza perfetta, che catturano l'essenza degli ingredienti senza l'aggiunta eccessiva di grassi.

La preparazione di dolci al cucchiaio nella friggitrice ad aria inizia con la selezione di ricette che si adattino bene alla cottura ad aria. Per esempio, sperimentare con varianti di mousse al cioccolato o al frutto della passione, che possono essere cotte delicatamente per ottenere quella consistenza leggera e spumosa che le caratterizza. Utilizzando ciotoline adatte alla friggitrice ad aria, si possono preparare queste delizie in porzioni individuali, perfette per un'impeccabile presentazione a fine pasto.

Oltre alla mousse, i dolci al cucchiaio come creme brulée o panna cotta possono essere reinventati attraverso l'uso della friggitrice ad aria. La capacità di questa di mantenere una temperatura costante e circolare aria calda in modo uniforme si traduce in una cottura omogenea, elemento chiave per la riuscita di questi dessert. La superficie caramellata della creme brulée, ad esempio, può essere ottenuta con brevi passaggi sotto il grill della friggitrice ad aria, senza necessità di un cannello da cucina.

Questo approccio non solo dimostra la versatilità della friggitrice ad aria nella preparazione di dessert sofisticati, ma incoraggia anche una sperimentazione creativa con ingredienti e sapori. Integrare frutta fresca di stagione, spezie esotiche o erbe aromatiche nei dessert può arricchire l'esperienza gustativa, offrendo al contempo benefici nutrizionali aggiuntivi.

Avanzando verso il punto 7.2, ci prepariamo a esplorare un altro territorio entusiasmante dei dessert: torte e tortini veloci. La transizione da dolci al cucchiaio e mousse a torte e tortini rappresenta un'evoluzione naturale nel capitolo dedicato ai dessert, dimostrando come la friggitrice ad aria possa essere sfruttata per una vasta gamma di dolci. Questi ultimi, con la loro ricchezza e varietà, offrono il comfort di una cucina casalinga con un tocco di innovazione, perfetti per concludere ogni pasto su una nota dolce e memorabile.

Incoraggiando i lettori a sperimentare con ricette di dessert variate, questo capitolo non solo amplia le possibilità culinarie offerte dalla friggitrice ad aria, ma celebra anche la gioia e la creatività che caratterizzano la conclusione di ogni pasto condiviso.

Il viaggio attraverso i dessert prosegue con il punto 7.2, dove esploriamo il mondo delle torte e tortini veloci, sfruttando la versatilità e l'efficienza della friggitrice ad aria. Dopo aver deliziato il palato con dolci al cucchiaio e mousse leggeri e sofisticati, ci avviciniamo ora a preparazioni che incarnano il calore e il conforto della cucina casalinga, con l'aggiunta di una svolta moderna e innovativa grazie alla nostra fidata friggitrice ad aria.

La friggitrice ad aria si rivela un'alleata preziosa nella preparazione di torte e tortini, permettendo di ottenere risultati soddisfacenti con una frazione del tempo e dello sforzo richiesti dal forno tradizionale. Questo strumento, infatti, consente di cuocere i dolci in modo uniforme e rapido, garantendo superfici perfettamente dorate e interno morbido e umido, caratteristiche essenziali per una torta o un tortino irresistibile.

La creazione di torte e tortini nella friggitrice ad aria apre a infinite possibilità creative. Si può iniziare con ricette semplici, come un classico tortino al cioccolato o una torta alla vaniglia, per poi sperimentare con varianti più audaci che includono ingredienti come frutta di stagione, noci tostate o strati di crema. La chiave è adattare le dimensioni e i tempi di cottura al modello specifico di friggitrice ad aria posseduta, tenendo presente che lo spazio limitato può richiedere la preparazione di porzioni individuali o l'uso di stampi più piccoli.

Uno dei grandi vantaggi di utilizzare la friggitrice ad aria per le torte e i tortini è la capacità di sperimentare con cotture diverse, giocando con texture e livelli di umidità. Ad esempio, un tortino al cioccolato con cuore fondente può essere realizzato monitorando attentamente i tempi di cottura per ottenere quel contrasto desiderato tra esterno croccante e interno colante. Analogamente, una torta di mele può beneficiare della circolazione dell'aria calda per caramellizzare perfettamente la frutta in superficie, arricchendo il dessert di una nota dolce e rustica.

Questi esperimenti culinari non solo arricchiscono la tavola e deliziano i commensali, ma rappresentano anche un'opportunità per esplorare nuove dimensioni del gusto e della creatività in cucina. Ogni torta o tortino diventa un'espressione della personalità del cuoco e della sua capacità di trasformare ingredienti semplici in creazioni straordinarie.

La transizione al punto 7.3, dedicato a biscotti e dolcetti per la colazione, rappresenta una progressione naturale nel nostro esplorare le possibilità offerte dalla friggitrice ad aria nel mondo dei dessert. Dopo aver dominato l'arte delle torte e dei tortini, l'attenzione si sposta verso preparazioni più piccole e quotidiane, ideali per iniziare la giornata con dolcezza o per accompagnare una pausa caffè pomeridiana. Questo passaggio sottolinea la versatilità della friggitrice ad aria, capace di adattarsi a diverse esigenze e momenti della giornata, e invita i lettori a sperimentare con leggerezza e gioia, rendendo ogni occasione un motivo per celebrare il piacere della cucina e della condivisione.

Avventurandoci ulteriormente nel dolce regno dei dessert, il punto 7.3 ci guida nella preparazione di biscotti e dolcetti per la colazione, sfruttando l'innovativa tecnologia della friggitrice ad aria. Dopo aver esplorato la versatilità di questo strumento nella creazione di torte e tortini veloci, ci concentriamo ora su come può trasformare la cottura di biscotti e dolcetti, rendendoli non solo deliziosi ma anche più salutari.

I biscotti e i dolcetti, con la loro varietà di forme, sapori e consistenze, rappresentano la quintessenza del comfort food. Sono perfetti per iniziare la giornata con energia, come snack pomeridiano o per accompagnare un momento di pausa con una tazza di tè o caffè. La friggitrice ad aria consente di cuocere questi piccoli piaceri in modo più rapido e salutare, riducendo l'uso di grassi senza compromettere la bontà e la croccantezza che tutti amiamo.

Utilizzando la friggitrice ad aria per preparare biscotti e dolcetti, possiamo sperimentare con una gamma di ingredienti che vanno dai classici cioccolato e vaniglia a opzioni più innovative come frutta secca, superfood e alternative senza glutine.

Questa modalità di cottura non solo preserva il gusto intenso degli ingredienti ma enfatizza anche le texture, dalle croccanti estremità dei biscotti ai morbidi centri dei dolcetti, garantendo ogni volta risultati eccellenti.

Uno degli aspetti più entusiasmanti del cuocere biscotti e dolcetti nella friggitrice ad aria è la rapidità con cui si possono ottenere dolci freschi e invitanti. Questo significa poter soddisfare le voglie di dolce quasi istantaneamente o preparare colazioni speciali senza dover attendere i lunghi tempi di preriscaldamento del forno tradizionale. Inoltre, la possibilità di cuocere piccole quantità alla volta permette di variare spesso, offrendo sempre qualcosa di nuovo e delizioso.

La preparazione di biscotti e dolcetti in friggitrice ad aria non è solo una questione di convenienza; è anche un gesto d'amore verso se stessi e i propri cari, privilegiando ingredienti di qualità e opzioni più sane. Ad esempio, si possono creare varianti di biscotti arricchiti con avena, noci e semi, o dolcetti energizzanti con datteri e cacao, tutti preparati con meno zuccheri aggiunti e grassi, in linea con uno stile di vita equilibrato.

Proseguendo verso il punto 7.4, ci apprestiamo a scoprire come la friggitrice ad aria possa essere utilizzata per innovare anche nel campo della frutta caramellata e dei dessert innovativi. Questo passaggio naturale evidenzia la capacità della friggitrice ad aria di adattarsi a una vasta gamma di ricette e preferenze culinarie, promuovendo una cucina creativa e consapevole. La transizione dai biscotti e dolcetti alla frutta caramellata simboleggia un'evoluzione nel nostro viaggio attraverso i dessert, dimostrando come con semplici tocchi possiamo trasformare ingredienti quotidiani in creazioni straordinarie che deliziano il palato e arricchiscono il nostro repertorio culinario.

Dopo aver esplorato la preparazione di biscotti e dolcetti per la colazione con la friggitrice ad aria, il punto 7.4 ci porta in un territorio dolce ma diverso, quello della frutta caramellata e dei dessert innovativi. Questo segmento del nostro percorso culinario dimostra ancora una volta come la friggitrice ad aria sia uno strumento versatile e capace di trasformare ingredienti semplici in creazioni eccezionali, offrendo un nuovo modo di pensare e preparare i dessert.

La frutta caramellata, con la sua perfetta combinazione di dolcezza naturale e ricchezza tostata, rappresenta un esempio classico di come il calore e il tempo possano trasformare ingredienti basilari in piaceri sofisticati. Utilizzando la friggitrice ad aria, possiamo ottenere questo risultato in modo più efficiente e salutare, senza la necessità di aggiungere eccessive quantità di zuccheri o grassi. La circolazione dell'aria calda garantisce che ogni pezzo di frutta raggiunga una perfetta caramellizzazione esterna mantenendo internamente una consistenza succosa e tenera.

L'approccio alla frutta caramellata nella friggitrice ad aria non solo esalta i sapori naturali ma apre anche la porta a dessert innovativi che si discostano dalle tradizionali preparazioni dolci. Pensiamo, ad esempio, a spiedini di frutta caramellata serviti con una spolverata di spezie esotiche o accompagnati da un gelato artigianale per un contrasto di temperature e texture. Questi dessert non solo deliziano il palato ma stimolano anche la creatività in cucina, invitando a esplorare combinazioni e presentazioni originali.

La friggitrice ad aria consente di sperimentare con un'ampia varietà di frutti, da mele e pere a pesche e ananas, ciascuno offrendo un unico profilo di sapore e consistenza che può essere esaltato dalla caramellizzazione. Questa tecnica di cottura apre nuove possibilità per la creazione di dessert che sono al contempo gustosi e visivamente accattivanti, arricchendo ogni fine pasto con una nota di eleganza e raffinatezza.

Proseguendo verso il punto 7.5, il libro si prepara a concludere il capitolo sui dessert con trucchi per dolci perfetti, un'importante riflessione su come piccoli accorgimenti possano fare la differenza nel risultato finale. La transizione dalla frutta caramellata e dai dessert innovativi a consigli pratici per affinare le tecniche di preparazione sottolinea l'importanza della conoscenza e della sperimentazione in cucina. Questo segmento non solo chiude il cerchio, offrendo ai lettori gli strumenti per migliorare le loro creazioni dolci, ma incoraggia anche una continua esplorazione delle potenzialità offerte dalla friggitrice ad aria.

Attraverso l'esplorazione di tecniche innovative e la sperimentazione con ingredienti vari, questo capitolo dimostra come la friggitrice ad aria possa essere un alleato prezioso nella preparazione di dessert che sorprendono e deliziano. Il viaggio attraverso dolci al cucchiaio, torte, biscotti, frutta caramellata e infine trucchi per dolci perfetti evidenzia la versatilità della friggitrice ad aria come strumento capace di elevare ogni aspetto della cucina dolce, rendendo ogni momento a tavola un'occasione speciale.

Concludendo il capitolo sui dessert con la friggitrice ad aria, il punto 7.5 si dedica a svelare trucchi per dolci perfetti, segreti e consigli pratici che trasformeranno ogni aspirante cuoco in un vero artista della pasticceria casalinga. Dopo aver navigato attraverso la preparazione di dolci al cucchiaio, torte, biscotti, e la magia della frutta caramellata, è giunto il momento di perfezionare l'arte dei dolci con tecniche che assicurano successo ogni volta.

Uno dei trucchi fondamentali per ottenere dolci perfetti con la friggitrice ad aria riguarda la gestione dello spazio e la scelta degli utensili. Utilizzare stampini e teglie adatti alla dimensione della propria friggitrice ad aria è cruciale per garantire una cottura uniforme e risultati ottimali. La circolazione dell'aria deve essere ininterrotta per permettere a ogni parte del dolce di dorarsi e cuocersi a dovere. Pertanto, sperimentare con le posizioni e gli spazi tra gli alimenti può fare la differenza tra un dolce buono e uno straordinario.

Altro aspetto importante è la precisione nella misurazione degli ingredienti. La pasticceria, spesso definita come una scienza esatta, richiede attenzione nei dettagli. Utilizzare bilance da cucina per pesare ingredienti solidi e liquidi può migliorare notevolmente la consistenza e il sapore dei dolci. Questo approccio metodico elimina le incertezze e assicura che ogni ricetta venga riprodotta con successo.

La temperatura e i tempi di cottura nella friggitrice ad aria sono variabili chiave che influenzano il risultato finale. Sperimentare con diverse impostazioni può aiutare a scoprire la combinazione perfetta per ogni tipo di dolce. Annotare le proprie scoperte e creare un diario di cottura personalizzato può diventare un prezioso riferimento per future preparazioni.

Non meno importante è l'umidità: alcuni dolci, come i muffin o i cake, beneficiano di un ambiente leggermente umido per mantenere la loro morbidezza. Un piccolo trucco consiste nell'inserire un recipiente resistente al calore con un po' d'acqua all'interno della friggitrice durante la cottura, per aggiungere umidità all'aria circostante e prevenire che i dolci si secchino troppo.

Infine, l'importanza della sperimentazione e della personalizzazione non può essere sottovalutata. Ogni friggitrice ad aria è leggermente diversa, e quello che funziona per uno potrebbe non essere ideale per un altro. Incoraggiare i lettori a sperimentare con gli ingredienti, adattare le ricette al proprio gusto e non aver paura di fallire è fondamentale per sbloccare la loro creatività culinaria.

Questi trucchi per dolci perfetti segnano il passaggio al capitolo successivo, 8.1, dove l'attenzione si sposta sui menu festivi e celebrativi. La transizione evidenzia come le competenze acquisite nella preparazione di dessert possano essere applicate per creare momenti speciali e ricordi indimenticabili. Preparare piatti per occasioni speciali con la friggitrice ad aria non solo dimostra la versatilità di questo strumento ma sottolinea anche l'importanza della cucina come atto d'amore, condivisione e celebrazione delle nostre vite e delle nostre culture.

Capitolo 8: Ricette per occasioni speciali

Nel punto 8.1, immergiamo i lettori nell'affascinante mondo dei menu festivi e celebrativi preparati con la friggitrice ad aria, aprendo un nuovo capitolo che esplora come questo strumento possa essere il cuore pulsante delle festività e delle celebrazioni. Dopo aver padroneggiato l'arte dei dolci e scoperto trucchi per perfezionare ogni creazione, è tempo di applicare queste competenze e conoscenze per trasformare le occasioni speciali in momenti indimenticabili, pieni di sapori che deliziano e sorprendono.

Le feste e le celebrazioni sono tessute con tradizioni culinarie che spesso richiedono tempo e dedizione. La friggitrice ad aria, con la sua capacità di cuocere in modo più rapido ed efficiente, offre una soluzione moderna che permette di onorare queste tradizioni senza sacrificare la qualità o il sapore. Questo capitolo guida i lettori attraverso la preparazione di menu festivi, sfruttando la friggitrice ad aria per creare piatti che sono al tempo stesso ricchi di tradizione e innovazione.

Cominciare con antipasti e snack che possono essere facilmente condivisi è un ottimo modo per accogliere gli ospiti. La friggitrice ad aria permette di preparare queste delizie con meno grassi, rendendo l'inizio della celebrazione leggero ma estremamente gustoso. Successivamente, la friggitrice diventa protagonista nella preparazione di piatti principali che catturano l'essenza delle festività, da arrosti succulenti a opzioni vegetariane ricche e soddisfacenti, tutti cotti alla perfezione con una frazione dell'olio normalmente richiesto.

Non meno importante è l'uso della friggitrice ad aria per reinventare i contorni tradizionali, trasformandoli in versioni più sane ma altrettanto deliziose. Patate croccanti, verdure caramellate e pane aromatico possono tutti beneficiare della cottura ad aria, completando il menu con una varietà di sapori e texture che soddisfano ogni palato.

Il capitolo non si limita a fornire ricette, ma offre anche consigli su come pianificare e organizzare i preparativi per le festività, sfruttando al massimo la friggitrice ad aria per ridurre lo stress in cucina. Si sottolinea l'importanza della preparazione anticipata, con suggerimenti su come utilizzare la friggitrice per preparare in anticipo alcuni componenti del pasto, garantendo così che il giorno della festa possa essere trascorso godendosi la compagnia degli ospiti piuttosto che legati ai fornelli.

Concludendo il punto 8.1, il libro non solo ha equipaggiato i lettori con una serie di ricette e tecniche per trasformare le loro celebrazioni con l'aiuto della friggitrice ad aria, ma ha anche impostato la scena per il punto 8.2, dove l'attenzione si sposta su ricette per eventi sportivi e serate di gioco. Questa transizione evidenzia la versatilità della friggitrice ad aria come uno strumento che può arricchire ogni tipo di raduno, dimostrando che, indipendentemente dall'occasione, ci sono modi innovativi e salutari per celebrare insieme. In questo modo, il libro non solo guida i lettori attraverso il ciclo delle stagioni e delle feste ma li incoraggia a sperimentare e a personalizzare le loro celebrazioni, rendendo ogni evento un'occasione speciale e memorabile.

Proseguendo nel nostro viaggio attraverso le potenzialità della friggitrice ad aria, il punto 8.2 ci immerge nell'atmosfera vivace degli eventi sportivi e delle serate di gioco, dove il cibo svolge un ruolo centrale nell'unire amici e familiari in momenti di divertimento e condivisione. Dopo aver esplorato la preparazione di menu festivi che celebrano la tradizione e l'innovazione, ora ci rivolgiamo alla creazione di un'esperienza culinaria che possa arricchire queste occasioni ludiche, dimostrando ancora una volta la versatilità e l'efficacia della friggitrice ad aria.

Gli eventi sportivi e le serate di gioco richiedono spuntini e piatti che siano non solo deliziosi e soddisfacenti ma anche pratici da consumare, preferibilmente senza distogliere l'attenzione dall'azione o dal gioco. La friggitrice ad aria emerge come lo strumento ideale per preparare una varietà di finger food, antipasti e snack che rispondono a queste esigenze, garantendo al contempo un'opzione più salutare rispetto alle tradizionali fritture.

Immaginate di poter servire ali di pollo croccanti, bastoncini di mozzarella, o mini quiches, tutti preparati con una frazione del grasso normalmente utilizzato, grazie alla tecnologia della friggitrice ad aria. Questi piatti, perfetti per essere condivisi durante i momenti di tifo o le pause di gioco, non solo delizieranno i vostri ospiti con il loro gusto intenso e le loro texture invitanti ma saranno anche più leggeri, permettendo a tutti di godersi la serata senza rinunciare al piacere del buon cibo.

Inoltre, questo capitolo offre consigli su come organizzare il buffet in modo che ogni ospite possa facilmente accedere agli spuntini senza interrompere la visione del gioco o il fluire della serata. Si sottolinea l'importanza della varietà, proponendo ricette che possano soddisfare diverse preferenze alimentari e restrizioni dietetiche, dimostrando così l'inclusività della cucina con la friggitrice ad aria.

La preparazione di questi piatti non richiede solo attenzione alla scelta degli ingredienti e alla loro presentazione ma anche alla tempistica. La friggitrice ad aria, con i suoi tempi di cottura rapidi, permette di preparare gli snack poco prima dell'inizio dell'evento, assicurando che siano serviti caldi e appetitosi, oppure di riscaldare in modo efficiente le preparazioni fatte in anticipo.

Chiudendo il punto 8.2, il libro non solo ha arricchito il repertorio culinario dei lettori con idee creative per gli spuntini di eventi sportivi e serate di gioco ma ha anche preparato il terreno per il punto 8.3, che esplorerà piatti

esotici per cene tematiche. Questa progressione sottolinea la capacità della friggitrice ad aria di adattarsi a una vasta gamma di occasioni sociali, invitando i lettori a sperimentare con diverse culture culinarie e a portare un tocco di novità e avventura nei loro incontri. Attraverso queste pagine, il libro non solo celebra la convivialità e il piacere di stare insieme ma incoraggia anche a rendere ogni riunione un'occasione per esplorare nuovi orizzonti gastronomici.

Dopo aver esplorato le ricette ideali per eventi sportivi e serate di gioco, il punto 8.3 ci guida attraverso un'avventura culinaria che celebra i piatti esotici per cene tematiche, dimostrando ancora una volta la versatilità della friggitrice ad aria. Questo segmento del nostro libro "Friggitrice ad Aria: La guida definitiva per una frittura responsabile, con ricette facili, piatti impeccabili e il segreto delle ricette sane e gustose" invita i lettori a sperimentare con sapori audaci e ricette da tutto il mondo, trasformando una semplice cena in casa in un'esplorazione gastronomica che stimola i sensi e arricchisce le conoscenze culinarie.

La preparazione di piatti esotici con la friggitrice ad aria non solo offre l'opportunità di gustare cucine diverse senza lasciare il comfort di casa propria ma incoraggia anche a sperimentare con ingredienti nuovi e metodi di cottura innovativi. Che si tratti di un tajine marocchino, di involtini primavera vietnamiti croccanti o di samosas indiani speziati, la friggitrice ad aria permette di ricreare queste delizie internazionali in modo più salutare, riducendo l'uso di olio senza compromettere sapore e texture.

Organizzare una cena a tema esotico richiede attenzione non solo alla selezione dei piatti ma anche alla loro presentazione e all'ambiente in cui vengono serviti. Decorare la tavola con elementi che richiamano il paese di ispirazione della cena, selezionare musica di sottofondo adeguata e persino suggerire abbigliamento tematico possono contribuire a creare un'atmosfera immersiva che rende l'esperienza ancora più memorabile.

La friggitrice ad aria si rivela uno strumento eccezionalmente adatto per avventurarsi in queste esplorazioni culinarie grazie alla sua capacità di cuocere in modo uniforme ingredienti diversi, dai vegetali alle carni, fino ai pani piatti e oltre. La possibilità di sperimentare con impostazioni di temperatura e tempi di cottura diversi offre una flessibilità incredibile, permettendo ai cuochi casalinghi di affinare le ricette fino a raggiungere il gusto e la consistenza desiderati.

Il viaggio attraverso piatti esotici per cene tematiche non si limita a replicare ricette tradizionali; invita anche alla creatività, mescolando elementi di diverse culture culinarie per creare piatti fusion unici. Questo approccio non solo arricchisce il repertorio culinario ma apre anche dialoghi interessanti tra i commensali sulla storia e le tradizioni che stanno dietro ai piatti serviti.

Concludendo il punto 8.3, il libro prepara i lettori a passare al punto 8.4, dove si esploreranno idee regalo commestibili realizzate con la friggitrice ad aria. Questa transizione da cene esotiche tematiche a regali commestibili sottolinea la flessibilità della friggitrice ad aria come strumento capace di elevare ogni aspetto dell'esperienza culinaria, dalla preparazione di pasti memorabili alla creazione di doni pensati che trasmettono calore, cura e creatività. La friggitrice ad aria si conferma non solo come uno strumento per la cucina quotidiana ma come una porta aperta su un mondo di possibilità culinarie che arricchiscono la vita sociale e festiva dei suoi utenti.

Nel punto 8.4, il nostro viaggio attraverso le meraviglie della friggitrice ad aria si arricchisce di un tocco personale e creativo, esplorando il mondo delle idee regalo commestibili. Dopo aver circumnavigato il globo con cene tematiche che portano sapori esotici direttamente nelle nostre case, ci concentriamo ora sull'arte di confezionare amore e cura in doni fatti in casa, dimostrando che la friggitrice ad aria non è solo uno strumento per preparare pasti quotidiani ma anche un compagno prezioso nel creare ricordi e regali significativi.

Regalare cibi preparati personalmente è un gesto di affetto che risale a tradizioni antiche, comunicando attenzione e dedizione attraverso il linguaggio universale del cibo. Utilizzando la friggitrice ad aria, è possibile creare una vasta gamma di regali commestibili, da snack croccanti a dolcetti squisiti, che si conservano bene e si presentano magnificamente, rendendoli ideali per ogni occasione, dalle festività ai compleanni, dalle celebrazioni agli omaggi di ringraziamento.

Tra le idee più affascinanti ci sono i mix di frutta secca e semi tostati, conditi con spezie esotiche o un pizzico di zucchero e sale, che combinano sapori ricchi e texture soddisfacenti; biscotti artigianali e mini-torte, personalizzabili con aromi e decorazioni per riflettere le preferenze del destinatario; o persino verdure croccanti e chips di frutta, per un'opzione salutare ma altrettanto deliziosa. La friggitrice ad aria garantisce che questi doni non solo siano gustosi ma anche più sani, riducendo l'uso di oli e grassi senza sacrificare il sapore.

Confezionare questi regali commestibili offre l'opportunità di essere creativi anche nel packaging, utilizzando contenitori riutilizzabili, come barattoli di vetro decorati o scatole di latta, che aggiungono un tocco personale e sostenibile al dono. Accompagnare il regalo con una nota che descrive il pensiero e l'amore investiti nella sua preparazione arricchisce ulteriormente il gesto, trasformando semplici oggetti in tesori carichi di significato.

Inoltre, questo capitolo offre consigli pratici su come conservare al meglio questi regali per garantire che mantengano la loro freschezza e qualità fino al momento della consegna. Dalla scelta degli ingredienti alla cottura, dal confezionamento alla conservazione, ogni passaggio è studiato per assicurare che il regalo commestibile sia perfetto in ogni dettaglio.

La transizione al punto 8.5, che tratta la preparazione anticipata e la conservazione dei cibi, è naturale e coerente. Dopo aver appreso come creare regali commestibili che deliziano i sensi e riscaldano il cuore, il libro guida i lettori a comprendere l'importanza di una buona pianificazione e conservazione per massimizzare la durata e la qualità dei loro sforzi culinari. Questa sezione non solo rafforza l'idea che la friggitrice ad aria sia uno strumento versatile e indispensabile nella cucina moderna, ma sottolinea anche come, con un po' di creatività e pianificazione, possa aiutare a gestire il tempo in cucina in modo più efficiente, permettendo di dedicare più attenzioni a ciò che conta davvero: condividere amore e cura attraverso il cibo.

Il punto 8.5 si focalizza su un aspetto cruciale della cucina moderna, soprattutto in relazione all'uso innovativo della friggitrice ad aria: la preparazione anticipata e la conservazione dei cibi. Dopo aver navigato attraverso la creazione di regali commestibili che incarnano affetto e cura, questo segmento del nostro libro "Friggitrice ad Aria: La guida definitiva per una frittura responsabile, con ricette facili, piatti impeccabili e il segreto delle ricette sane e gustose" offre ai lettori strategie essenziali per ottimizzare il tempo e gli sforzi in cucina, garantendo che il cibo preparato mantenga la sua freschezza, il suo sapore e la sua qualità nutritiva fino al momento del consumo.

La preparazione anticipata, o meal prep, è una tecnica che sta guadagnando sempre più popolarità tra chi cerca di bilanciare un'alimentazione sana con un ritmo di vita frenetico. La friggitrice ad aria si presta magnificamente a questo approccio, consentendo di cucinare in batch ampie quantità di cibo in tempi ridotti, con risultati gustosi e salutari. Piatti come verdure croccanti, proteine marinate e perfino porzioni di lasagna possono essere preparati in anticipo, conservati in modo appropriato, e poi rapidamente riscaldati per un pasto nutriente e soddisfacente.

1. La conservazione gioca un ruolo fondamentale in questo processo, e il libro fornisce consigli pratici su come conservare al meglio i cibi preparati, sottolineando l'importanza di contenitori ermetici e la scelta tra refrigerazione e congelamento a seconda del tipo di alimento e del

periodo di conservazione previsto. Viene posta particolare attenzione alla conservazione degli alimenti in modo da preservarne le qualità organolettiche e nutritive, con suggerimenti su come evitare la cristallizzazione del ghiaccio sui cibi congelati e come garantire che i cibi refrigerati mantengano la loro freschezza il più a lungo possibile.

Un altro aspetto trattato è la pianificazione del menù settimanale, che non solo aiuta a ridurre lo spreco alimentare ma consente anche di gestire meglio il budget per la spesa. Attraverso esempi pratici e templates facilmente replicabili, i lettori sono guidati nella creazione di un piano alimentare equilibrato che incorpori la varietà e la nutrizione necessarie, sfruttando al massimo la friggitrice ad aria per preparare piatti principali, contorni e persino snack e dessert.

Concludendo il punto 8.5, il libro non solo ha fornito agli appassionati di cucina gli strumenti per una gestione efficace della cucina casalinga grazie alla friggitrice ad aria, ma ha anche stabilito una solida base per il capitolo successivo, dove il focus si sposta su consigli avanzati e trucchi del mestiere nel punto 9.1. Questa transizione sottolinea l'evoluzione naturale dall'apprendimento delle basi della friggitrice ad aria e delle tecniche di preparazione e conservazione, al perfezionamento delle proprie abilità culinarie attraverso l'esplorazione di consigli avanzati che permetteranno ai lettori di sfruttare al massimo il potenziale di questo straordinario strumento di cottura, promuovendo un approccio al cibo che è al tempo stesso pratico, salutare e creativo.

Capitolo 9: Consigli avanzati e trucchi del mestiere

Entrando nel capitolo finale del nostro percorso culinario, il punto 9.1 ci introduce ai consigli avanzati e ai trucchi del mestiere per padroneggiare l'uso della friggitrice ad aria, elevando le nostre abilità culinarie a un livello superiore. Dopo aver esplorato come organizzare efficacemente la cucina attraverso la preparazione anticipata e la conservazione dei cibi, siamo ora pronti a scoprire come affinare ulteriormente le tecniche di cottura per ottenere risultati straordinari che sorprenderanno familiari e amici.

Uno dei primi trucchi avanzati riguarda la personalizzazione delle ricette per adattarle ai gusti personali. La friggitrice ad aria, con la sua tecnologia versatile, offre la possibilità di sperimentare con diverse impostazioni di temperatura e tempi di cottura per ottenere la croccantezza o la morbidezza desiderata. Questo significa che si possono adattare le ricette classiche, aggiungendo un tocco personale attraverso la variazione degli ingredienti o delle tecniche di cottura, come la marinatura delle proteine o la preparazione di verdure in stili diversi, per esaltare i sapori e creare piatti unici.

Un altro consiglio utile è l'uso di accessori aggiuntivi compatibili con la friggitrice ad aria, come stampi per muffin, cestelli separatori o fogli di silicone. Questi strumenti non solo ampliano le possibilità culinarie, consentendo di preparare una vasta gamma di piatti, da antipasti a dessert, ma migliorano anche la distribuzione del calore e facilitano la pulizia, rendendo il processo di cottura più efficiente e piacevole.

Affrontare e risolvere i problemi comuni è una competenza preziosa per chi utilizza la friggitrice ad aria. Questo include la gestione di cibi che si attaccano al cestello, la regolazione dei tempi di cottura per evitare che il cibo si secchi o si bruci, e il mantenimento di una circolazione dell'aria ottimale all'interno del dispositivo. Condividere soluzioni a questi problemi comuni non solo aiuta a evitare frustrazioni ma arricchisce anche la comunità di appassionati della friggitrice ad aria con conoscenze condivise.

I suggerimenti per la cottura in batch rivestono un'importanza cruciale per chi desidera massimizzare l'uso della friggitrice ad aria, specialmente quando si preparano pasti per eventi o grandi riunioni familiari. Imparare a organizzare la cottura in modo che ogni piatto venga servito al meglio della sua forma, mantenendo sapori e temperature ideali, è fondamentale per garantire che ogni boccone sia un'esperienza gustativa indimenticabile.

Concludendo questo punto, siamo guidati verso l'esplorazione di nuove tecniche di cottura che promettono di rivoluzionare ulteriormente il modo in cui utilizziamo la friggitrice ad aria. La transizione al punto successivo, che approfondirà l'uso di accessori aggiuntivi e altre strategie innovative, non solo segna un ulteriore passo avanti nella nostra avventura culinaria ma sottolinea anche l'impegno continuo nell'apprendimento e nella sperimentazione. Attraverso questi consigli avanzati e trucchi del mestiere, ogni utilizzatore della friggitrice ad aria è equipaggiato per trasformare qualsiasi pasto in un'opera d'arte culinaria, confermando che la vera magia si trova nella creatività e nella passione per la cucina.

Approfondendo il nostro viaggio nella maestria della friggitrice ad aria, il punto 9.2 si dedica all'utilizzo di accessori aggiuntivi e alla loro capacità di espandere ulteriormente le frontiere culinarie offerte da questo strumento versatile. Dopo aver esplorato consigli avanzati e tecniche per personalizzare le ricette e migliorare la preparazione dei cibi, ci concentriamo ora sul potenziamento della friggitrice ad aria attraverso accessori specifici che aprono la porta a nuove possibilità creative in cucina.

Gli accessori aggiuntivi per la friggitrice ad aria, come cestelli per cottura a livelli multipli, stampi per dolci e pane, e inserti per pizza, permettono ai cuochi di sperimentare con una vasta gamma di piatti che vanno oltre le semplici fritture. Questi strumenti non solo aumentano la funzionalità della friggitrice ma invitano anche a esplorare ricette complesse e tecniche di cottura che prima potevano sembrare fuori portata.

Per esempio, l'uso di uno stampo per dolci specifico per la friggitrice ad aria trasforma questo apparecchio in un efficiente forno per la cottura di torte e pane, garantendo risultati soffici e ben cotti con una crosta perfettamente dorata. Similmente, l'introduzione di cestelli per cottura a livelli multipli espande la capacità della friggitrice, permettendo di preparare contemporaneamente più componenti di un pasto, come proteine e contorni, ottimizzando tempi e consumo energetico.

Questo capitolo non si limita a elencare gli accessori disponibili, ma fornisce anche consigli pratici su come selezionare gli accessori più adatti in base ai piatti che si desidera preparare, sottolineando l'importanza della qualità e della compatibilità con il modello specifico di friggitrice ad aria posseduto. Vengono inoltre condivise strategie per massimizzare l'uso di questi strumenti, come la gestione dello spazio all'interno del cestello e l'importanza della circolazione dell'aria per una cottura uniforme.

Oltre alla selezione e all'uso degli accessori, questo segmento incoraggia anche i lettori a mantenere una mente aperta e sperimentale, esplorando modi innovativi per utilizzare gli accessori non tradizionalmente associati alla friggitrice ad aria. Questo approccio creativo non solo arricchisce l'esperienza culinaria ma alimenta anche una cultura di cucina dove limiti e convenzioni vengono costantemente sfidati e rinnovati.

Concludendo il punto 9.2, prepariamo il terreno per affrontare il punto successivo, 9.3, dove ci addentreremo nella risoluzione dei problemi comuni e nella condivisione di soluzioni per garantire che ogni esperienza con la friggitrice ad aria sia non solo soddisfacente ma anche priva di stress. La transizione da esplorare l'uso di accessori aggiuntivi a risolvere problemi comuni sottolinea l'importanza di una comprensione olistica dell'uso della friggitrice ad aria, dove conoscenza tecnica, creatività e problem-solving si uniscono per trasformare ogni pasto in un'occasione per celebrare la gioia della cucina.

Nel punto 9.3, ci addentriamo nella risoluzione dei problemi comuni incontrati nell'uso della friggitrice ad aria, offrendo soluzioni pratiche che mirano a rendere ogni esperienza di cottura il più fluida e soddisfacente possibile. Questa sezione è cruciale per chiunque desideri padroneggiare l'arte della friggitrice ad aria, trasformando potenziali frustrazioni in opportunità di apprendimento e miglioramento.

Uno dei problemi più comuni è la cottura non uniforme. Questo può derivare da un sovraccarico del cestello o da una distribuzione disomogenea del cibo. La soluzione sta nel cuocere in lotti più piccoli o nell'utilizzare accessori che aiutino a separare gli alimenti, garantendo una circolazione ottimale dell'aria calda. Inoltre, scuotere o girare il cibo a metà cottura può contribuire a una doratura uniforme e a risultati più soddisfacenti.

Un altro problema frequente riguarda i cibi che si attaccano al cestello. Anche se la friggitrice ad aria è progettata per minimizzare l'uso di olio, una leggera nebulizzazione di olio vegetale o l'uso di fogli di cottura appositamente progettati può prevenire questo inconveniente, facilitando la pulizia e mantenendo intatta la presentazione dei piatti.

La gestione dei tempi di cottura e delle temperature rappresenta una sfida per molti utenti, specialmente quando si passa da ricette destinate al forno tradizionale alla friggitrice ad aria. Iniziare con tempi e temperature conservative e adattarle in base ai risultati ottenuti è una strategia vincente. Tenere un diario delle proprie esperienze culinarie può aiutare a registrare le modifiche apportate e a perfezionare le ricette nel tempo.

La questione della capacità è spesso citata dagli utenti, specialmente quando si preparano pasti per famiglie numerose o per ospiti. Pur non potendo sostituire la capacità di un forno tradizionale, la friggitrice ad aria può essere utilizzata in modo strategico per preparare componenti del pasto in sequenza o per cuocere piatti che possono essere facilmente riscaldati senza perdere qualità, come quelli a base di proteine o verdure croccanti.

Infine, l'importanza della manutenzione non può essere sottovalutata. Una pulizia regolare e approfondita assicura non solo il mantenimento delle prestazioni ottimali ma anche la longevità dell'apparecchio. Fornire consigli su come pulire efficacemente la friggitrice ad aria, includendo la rimozione di residui ostinati e la cura degli elementi riscaldanti, è essenziale per garantire che rimanga un affidabile compagno di cucina.

Passando al punto 9.4, ci concentreremo sui suggerimenti per la cottura in batch, un aspetto fondamentale per chi cerca di ottimizzare l'uso della friggitrice ad aria in occasioni che richiedono la preparazione di grandi quantità di cibo. Questa progressione naturale dai problemi comuni e le loro soluzioni a strategie per massimizzare l'efficienza in cucina sottolinea l'approccio olistico del libro verso l'utilizzo della friggitrice ad aria, offrendo ai lettori una base di conoscenze completa che copre sia gli aspetti pratici che quelli creativi della cucina con questo strumento innovativo.

Proseguendo il nostro percorso nella maestria della friggitrice ad aria, il punto 9.4 si concentra sui suggerimenti per la cottura in batch, una tecnica indispensabile per chi desidera sfruttare al massimo questo strumento culinario, soprattutto quando si preparano pasti per occasioni speciali o per nutrire una famiglia numerosa. Dopo aver navigato attraverso la risoluzione di problemi comuni e condiviso soluzioni pratiche per ottimizzare l'uso della friggitrice, adesso esploriamo come la pianificazione e l'organizzazione possano rivoluzionare il processo di cottura, rendendo la preparazione dei pasti un'esperienza più efficiente e meno stressante.

La cottura in batch con la friggitrice ad aria richiede un approccio metodico che inizia con la pianificazione del menù. Scegliere ricette che si prestano bene alla cottura sequenziale o che possono essere facilmente conservate e riscaldate è il primo passo per garantire che il flusso di lavoro in cucina sia fluido e senza intoppi. Piatti come polpette, verdure gratinate, o persino mini frittate possono essere preparati in grandi quantità e serviti in momenti diversi, mantenendo intatti gusto e freschezza.

Una delle chiavi per la cottura in batch di successo è la conoscenza delle proprie capacità di apparecchiatura. Comprendere quanto cibo può essere cucinato contemporaneamente senza compromettere la circolazione dell'aria è fondamentale. Questo non solo assicura una cottura uniforme ma anche che ogni lotto sia della qualità desiderata. Utilizzare accessori, come separatori o supporti aggiuntivi, può aiutare a massimizzare lo spazio disponibile, permettendo la cottura di più elementi in una sola sessione.

La gestione del tempo gioca un ruolo cruciale nella cottura in batch. Organizzare i lotti in modo che gli alimenti con tempi di cottura simili siano preparati insieme può ridurre significativamente il tempo trascorso in cucina. Inoltre, è importante considerare il tempo di raffreddamento e di riposo degli alimenti, che possono influenzare la consistenza e il sapore finale dei piatti.

La conservazione e il riscaldamento efficace dei cibi sono altrettanto importanti.

Imparare i metodi ottimali per refrigerare e riscaldare i pasti preparati in anticipo garantisce che il cibo mantenga la sua qualità, come se fosse appena stato cucinato. Ad esempio, piatti come lasagne o casseruole possono beneficiare di un riscaldamento graduale per assicurare che il calore penetri uniformemente.

Infine, la condivisione di queste preparazioni con la famiglia o gli ospiti diventa parte dell'esperienza culinaria. Presentare i pasti in modo che riflettano l'attenzione e la cura impiegate nella loro preparazione aggiunge un valore inestimabile al cibo, trasformando anche i pasti più semplici in momenti di condivisione e gioia.

Passando al punto 9.5, ci apprestiamo a esplorare come sperimentare con nuove tecniche di cottura possa non solo ampliare il nostro repertorio culinario ma anche ispirare nuove tradizioni di pasto nella nostra vita quotidiana. Questo progresso naturale dal comprendere l'importanza della cottura in batch e dell'efficienza in cucina all'apertura verso l'esplorazione e l'innovazione culinaria evidenzia come la friggitrice ad aria possa diventare un vero e proprio catalizzatore di creatività e condivisione in ogni casa.

Nel punto 9.5, ci immergiamo nella sperimentazione con nuove tecniche di cottura utilizzando la friggitrice ad aria, un capitolo finale che serve non solo a consolidare quanto appreso ma anche ad aprire nuove porte alla creatività culinaria. Dopo aver padroneggiato la cottura in batch e ottimizzato l'efficienza in cucina, è tempo di guardare oltre le ricette tradizionali e gli usi convenzionali della friggitrice ad aria, invitando i lettori a sperimentare e ad adottare un approccio innovativo alla preparazione dei pasti.

La sperimentazione in cucina è un'avventura che stimola la curiosità e invita a esplorare combinazioni di sapori, ingredienti insoliti e tecniche di cottura uniche. La friggitrice ad aria, con la sua versatilità e facilità d'uso, si presta perfettamente come laboratorio per queste esplorazioni culinarie, permettendo anche ai cuochi casalinghi meno esperti di avventurarsi in territori inesplorati con fiducia.

Uno degli aspetti più eccitanti della sperimentazione con la friggitrice ad aria è la possibilità di rivisitare piatti tradizionali, conferendo loro una nuova vita attraverso metodi di cottura alternativi. Ad esempio, sperimentare con la cottura a bassa temperatura di carni e pesci nella friggitrice ad aria può produrre piatti sorprendentemente teneri e succosi, mentre l'esplorazione di metodi per creare croste croccanti su verdure o dolci apre nuove dimensioni di texture e sapore.

Incoraggiare i lettori a giocare con gli accostamenti di sapori è un altro aspetto chiave di questo capitolo. La sperimentazione con erbe aromatiche, spezie e marinature non convenzionali non solo arricchisce il profilo gustativo dei piatti ma stimola anche una maggiore apprezzamento per la diversità culinaria globale. Questo approccio apre la mente a nuove culture e tradizioni,

trasformando ogni pasto in un'occasione per viaggiare con il palato.

La sostenibilità e la consapevolezza ambientale giocano un ruolo importante nella sperimentazione culinaria. Esplorare metodi per utilizzare al meglio tutti i componenti degli ingredienti, come la preparazione di snack croccanti con le bucce di frutta o verdura, non solo riduce lo spreco ma introduce anche sapori e texture uniche nei piatti. La friggitrice ad aria, efficiente dal punto di vista energetico, si allinea perfettamente con questo approccio sostenibile, rendendo la cucina un'attività più eco-compatibile.

Questo punto prepara il terreno per il capitolo successivo, 10.1, dove l'attenzione si sposterà sull'integrazione della friggitrice ad aria in uno stile di vita sano, bilanciando menù settimanali e promuovendo abitudini alimentari che supportino il benessere complessivo. Questa transizione sottolinea l'evoluzione naturale dall'esplorazione e sperimentazione in cucina all'adozione di un approccio più olistico al cibo, dove innovazione, salute e piacere si incontrano per creare un'esperienza culinaria arricchente e sostenibile.

Capitolo 10: Oltre la friggitrice ad aria: integrare uno stile di vita sano

Avanzando verso il capitolo conclusivo del nostro viaggio con la friggitrice ad aria, il punto 10.1 ci guida sull'integrazione di questo strumento versatile in uno stile di vita sano, mettendo in luce come possa diventare un pilastro nella preparazione di menù settimanali equilibrati. Dopo aver esplorato le frontiere della sperimentazione culinaria e aver imparato a padroneggiare varie tecniche e ricette, ora ci concentriamo su come la friggitrice ad aria possa contribuire a mantenere una dieta varia e nutriente, promuovendo abitudini alimentari che beneficiano del nostro benessere fisico e mentale.

L'adozione della friggitrice ad aria come strumento quotidiano per la preparazione dei pasti apre nuove possibilità per chi cerca di bilanciare una vita impegnata con l'esigenza di nutrirsi in modo sano. La sua capacità di cucinare cibi con una minore quantità di olio, senza compromettere sapore o texture, rende la friggitrice ad aria ideale per chi desidera ridurre l'apporto di grassi senza rinunciare al piacere della tavola.

Un approccio focalizzato sul bilanciamento del menù settimanale può aiutare a garantire che tutti i gruppi alimentari siano rappresentati, promuovendo una dieta varia che include un'ampia gamma di vitamine, minerali e altri nutrienti essenziali. La friggitrice ad aria si presta magnificamente alla preparazione di verdure croccanti, proteine magre e persino frutta caramellata, facilitando l'inclusione di porzioni generose di frutta e verdura nei pasti quotidiani.

La pianificazione del menù con la friggitrice ad aria incoraggia anche la creatività in cucina, permettendo di esplorare ricette da diverse culture culinarie che mettono in primo piano ingredienti freschi e salutari. Questa apertura verso la cucina internazionale non solo arricchisce la tavola con nuovi sapori e texture ma promuove anche una maggiore consapevolezza delle diverse abitudini alimentari salutari praticate in tutto il mondo.

Un aspetto fondamentale dell'utilizzo della friggitrice ad aria per supportare uno stile di vita sano è la capacità di controllare le porzioni. La preparazione di pasti in porzioni controllate aiuta a prevenire il sovralimentazione e facilita la gestione del peso, due componenti chiave di un'alimentazione consapevole. Inoltre, la rapidità e l'efficienza della friggitrice ad aria rendono più semplice resistere alla tentazione di optare per cibi pronti o fast food, spesso meno salutari.

Concludendo il punto 10.1, il libro prepara i lettori a passare al punto successivo, 10.2, dove verrà esplorato il connubio tra attività fisica e alimentazione sana, sottolineando come l'uso della friggitrice ad aria possa inserirsi in un contesto più ampio di benessere generale. Questa progressione dai principi di una cucina sana e bilanciata all'integrazione dell'esercizio fisico riflette una visione olistica della salute

dove alimentazione, attività fisica e benessere mentale si intrecciano per creare uno stile di vita armonioso e sostenibile.

Proseguendo nel capitolo finale del nostro esplorativo viaggio culinario, il punto 10.2 pone l'accento sull'importante sinergia tra attività fisica e alimentazione sana, svelando come l'integrazione della friggitrice ad aria in questo equilibrio possa elevare il benessere generale. Questa sezione del libro sottolinea l'essenzialità di un approccio olistico alla salute, dove l'esercizio fisico e le scelte alimentari operano in armonia per promuovere una vita più sana e soddisfacente.

L'attività fisica regolare è un pilastro fondamentale del benessere, capace di migliorare non solo la salute fisica ma anche quella mentale. Tuttavia, per sostenere e ottimizzare i benefici dell'esercizio, è cruciale nutrire il corpo con cibi che forniscono l'energia necessaria e i nutrienti essenziali per la riparazione e la crescita muscolare. Qui, la friggitrice ad aria emerge come uno strumento prezioso, permettendo di preparare pasti nutrienti e bilanciati che supportano gli obiettivi di fitness senza sacrificare il gusto o impiegare eccessivo tempo in cucina.

Incoraggiando l'uso della friggitrice ad aria per la preparazione di proteine magre come petto di pollo, filetti di pesce o tofu croccante, questo capitolo dimostra come sia possibile godere di pasti sazianti che si allineano con un regime di allenamento rigoroso. La capacità di cucinare questi alimenti in modo che rimangano succosi e saporiti, mentre si riduce al minimo l'uso di grassi aggiunti, è particolarmente vantaggiosa per chi mira a costruire o mantenere la massa muscolare con un occhio attento alla qualità dell'apporto calorico.

Parallelamente, la friggitrice ad aria si rivela ideale per la preparazione di una vasta gamma di verdure, trasformando anche gli alimenti più umili in contorni o piatti principali irresistibili. L'importanza di un ricco apporto di fibre, vitamine e minerali nella dieta di chi pratica regolarmente attività fisica non può essere sottovalutata, dato il loro ruolo cruciale nel supportare la digestione, l'energia e il recupero muscolare. Attraverso ricette innovative e suggerimenti per massimizzare i sapori naturali degli alimenti, i lettori sono invitati a riscoprire il piacere delle verdure come componente essenziale del loro piano alimentare.

Inoltre, questo capitolo affronta la pianificazione dei pasti post-allenamento, enfatizzando come la friggitrice ad aria possa facilitare la preparazione di spuntini e pasti che favoriscono il recupero. L'accento è posto su combinazioni di cibi che offrono un equilibrio ottimale di proteine, carboidrati e grassi sani, per accelerare il recupero muscolare e ristabilire le riserve energetiche in modo efficace.

Concludendo il punto 10.2, prepariamo il terreno per affrontare il punto successivo, 10.3, che tratta le strategie per ridurre lo spreco alimentare. Questa progressione dal binomio alimentazione-sport allo spreco zero riflette una consapevolezza crescente dell'impatto delle nostre scelte alimentari non solo sulla salute personale ma anche sull'ambiente circostante. Sottolineando come pratiche sostenibili in cucina possano andare di pari passo con uno stile di vita attivo e salutare, il libro guida i lettori verso una maggiore armonia tra il benessere personale e la responsabilità ambientale.

Nel punto 10.3, ci addentriamo nell'importante tema della riduzione dello spreco alimentare, esplorando come l'utilizzo consapevole della friggitrice ad aria possa contribuire significativamente a questo obiettivo. Dopo aver discusso l'importanza dell'alimentazione sana in combinazione con l'attività fisica, il focus si sposta ora verso pratiche sostenibili in cucina che non solo migliorano il nostro benessere ma anche quello del pianeta.

La riduzione dello spreco alimentare è una sfida cruciale del nostro tempo, con implicazioni dirette sulla sostenibilità ambientale, l'efficienza economica e la sicurezza alimentare. La friggitrice ad aria, grazie alla sua flessibilità e efficienza, emerge come uno strumento prezioso per affrontare questa sfida, permettendo ai cuochi casalinghi di reinventare avanzi in piatti appetitosi e di utilizzare integralmente gli ingredienti, minimizzando gli scarti.

Una strategia efficace per ridurre lo spreco è la trasformazione creativa degli avanzi. Resti di verdure, proteine o cereali possono trovare nuova vita come componenti di piatti innovativi grazie alla friggitrice ad aria. Ad esempio, gli avanzi di verdure possono essere trasformati in deliziose frittelle o chips croccanti, mentre pezzi di carne o pesce avanzati diventano l'ingrediente principale di insalate tiepide o wrap nutrienti. Questo approccio non solo riduce lo spreco ma incoraggia anche una maggiore creatività in cucina.

Inoltre, la friggitrice ad aria può essere utilizzata per valorizzare parti di alimenti che tradizionalmente verrebbero scartate. Pelature di patate, carote o mele possono essere trasformate in snack croccanti e salutari, mentre steli di erbe aromatiche e verdure possono essere essiccati per creare condimenti personalizzati. Queste pratiche non solo contribuiscono a un uso più olistico degli alimenti ma promuovono anche una maggiore consapevolezza verso il valore intrinseco di ogni ingrediente.

La pianificazione attenta dei pasti è un altro pilastro fondamentale nella riduzione dello spreco alimentare. Utilizzando la friggitrice ad aria per preparare quantità precise di cibo, calibrate sulle effettive necessità alimentari della famiglia, si può significativamente diminuire la quantità di cibo non consumato. La capacità di cuocere rapidamente con la friggitrice ad aria rende più semplice adattare i pasti alle variazioni dell'ultimo minuto, riducendo la necessità di preparare grandi quantità di cibo in anticipo.

Concludendo il punto 10.3, poniamo le basi per il prossimo segmento, 10.4, che esplorerà come fare la spesa in modo intelligente e sostenibile. Questa progressione dal ridurre lo spreco alimentare attraverso pratiche culinarie consapevoli al fare scelte sostenibili già nella fase di acquisto degli ingredienti sottolinea un approccio integrato alla sostenibilità, dove ogni azione, dalla selezione degli alimenti alla loro preparazione e consumo, è vista come parte di un sistema interconnesso che mira a promuovere la salute del pianeta e dei suoi abitanti.

Nel punto 10.4, il nostro percorso si dirige verso le strategie per fare la spesa in modo intelligente e sostenibile, un aspetto fondamentale per chi desidera integrare pienamente la friggitrice ad aria in uno stile di vita attento non solo alla salute personale ma anche all'impatto ambientale delle proprie scelte alimentari. Dopo aver affrontato la riduzione dello spreco alimentare attraverso l'uso creativo e consapevole della friggitrice ad aria, esaminiamo ora come le decisioni prese al supermercato o al mercato locale possano rafforzare questo impegno verso la sostenibilità.

Fare la spesa in modo intelligente e sostenibile inizia con la pianificazione. Prima di recarsi al supermercato, è utile redigere una lista della spesa basata su un menù settimanale equilibrato, considerando le ricette che sfruttano al meglio le potenzialità della friggitrice ad aria. Questo approccio non solo aiuta a evitare acquisti impulsivi e potenzialmente non sostenibili ma garantisce anche che tutti gli ingredienti acquistati abbiano uno scopo specifico, minimizzando così lo spreco alimentare.

La scelta di ingredienti locali e di stagione rappresenta un ulteriore passo verso una spesa più sostenibile. Prodotti coltivati localmente non solo hanno un impatto ambientale inferiore dovuto a trasporti più brevi, ma sono anche più propensi ad essere al picco della freschezza e del valore nutrizionale. La friggitrice ad aria può valorizzare questi ingredienti attraverso tecniche di cottura che ne esaltano i sapori naturali, contribuendo a una maggiore apprezzamento della ricchezza culinaria offerta dal territorio circostante.

Considerare l'imballaggio e preferire opzioni con meno plastica o materiali riutilizzabili è un altro aspetto critico della spesa sostenibile. Scegliere prodotti sfusi o con imballaggi ecocompatibili riduce l'impronta di rifiuti generata dalla nostra alimentazione.

Anche in questo caso, la friggitrice ad aria si dimostra uno strumento allineato a queste scelte, essendo efficace anche con piccole quantità di cibo, permettendo così di acquistare esattamente ciò che serve, riducendo gli sprechi.

L'acquisto di prodotti certificati biologici o provenienti da agricoltura sostenibile può inoltre aumentare l'impatto positivo delle nostre scelte alimentari sulla salute e sull'ambiente. Sebbene possano avere un costo leggermente superiore, questi prodotti supportano pratiche agricole che rispettano la terra e promuovono la biodiversità. La friggitrice ad aria, utilizzata per preparare questi ingredienti di alta qualità, garantisce che il loro valore nutrizionale e gustativo sia preservato al meglio.

Concludendo il punto 10.4, gettiamo le fondamenta per il segmento successivo, 10.5, dove si parlerà della creazione di una comunità condividendo ricette e consigli online. Questa progressione dalle pratiche di acquisto sostenibile alla condivisione della conoscenza e dell'esperienza enfatizza un concetto chiave: la sostenibilità e la salute non sono solo il risultato delle nostre azioni individuali ma possono essere potenziate e diffuse attraverso la comunità. Attraverso la condivisione, possiamo ispirare altri a fare scelte più consapevoli, amplificando l'impatto positivo delle nostre pratiche alimentari e di vita.

Il punto 10.5 ci porta al culmine del nostro viaggio culinario con la friggitrice ad aria, evidenziando l'importanza della creazione di una comunità attraverso la condivisione di ricette e consigli online. Questa sezione non solo suggella il percorso intrapreso ma anche apre le porte a un'esperienza continua di apprendimento collettivo e di crescita personale. Dopo aver esplorato come integrare la friggitrice ad aria in uno stile di vita attento alla salute e alla sostenibilità, riconosciamo ora il potere della condivisione come mezzo per ispirare e arricchire le vite degli altri.

In un'era dove la connessione digitale ha reso possibile la condivisione istantanea di conoscenze ed esperienze, la creazione di una comunità intorno all'uso della friggitrice ad aria diventa un veicolo potente per diffondere idee innovative, suggerimenti pratici e ispirazione culinaria. Piattaforme social, blog e forum dedicati offrono spazi dove appassionati di cucina di ogni livello possono incontrarsi, scambiarsi ricette, consigli su accessori e strategie per massimizzare l'efficienza e l'efficacia della friggitrice ad aria.

La condivisione di ricette online non solo arricchisce il repertorio culinario di ciascun membro della comunità ma promuove anche un dialogo aperto su temi importanti come la sostenibilità alimentare, le diete speciali e le tecniche di cottura salutari. Questo scambio di informazioni contribuisce a una maggiore consapevolezza sui temi dell'alimentazione e della salute, incoraggiando scelte più informate e consapevoli a tavola.

Attraverso la narrazione di esperienze personali e la condivisione di successi e fallimenti in cucina, si crea un senso di vicinanza e comprensione reciproca che va oltre i confini geografici. Questa comunità online diventa un luogo di supporto e motivazione, dove gli individui possono sentirsi parte di un gruppo che condivide la passione per la cucina sana e creativa, superando insieme le sfide e celebrando i traguardi raggiunti.

La partecipazione attiva in questa comunità digitale può anche stimolare l'innovazione culinaria, spingendo i membri a sperimentare con ingredienti, tecniche e abbinamenti inusuali, arricchendo così la diversità e la qualità delle proposte culinarie disponibili a tutti. Questo spirito di esplorazione e sperimentazione è al cuore dell'evoluzione continua della cucina con la friggitrice ad aria, mantenendo viva la passione per il cibo e la scoperta.

Concludendo, il punto 10.5 non rappresenta solo la fine di questo libro ma anche l'inizio di un'avventura culinaria senza fine per i lettori, incoraggiandoli a diventare non solo consumatori di contenuti ma anche creatori attivi, condividendo le loro scoperte e ispirazioni con una comunità globale. Questo capitolo finale sottolinea che, attraverso la condivisione e la collaborazione, possiamo trasformare la cucina quotidiana in un'esperienza arricchente che nutre non solo il corpo ma anche l'anima, promuovendo uno stile di vita che rispetta la nostra salute e quella del pianeta.

Se pensi che questo libro ti sia piaciuto e ti abbia aiutato ti chiedo solo di dedicare pochi secondi a lasciare una breve recensione su Amazon!
Grazie,
(Andrea Costa)